透析・腎移植の安心ごはん

自分の適量を知ってきちんと食べる

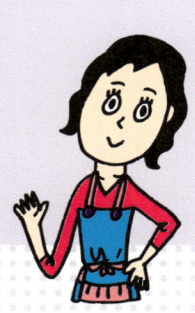

食事療法はじめの一歩シリーズ

女子栄養大学出版部

食事療法を始めるかたへ

「そろそろ透析を始めたほうがよさそうです」

私は仕事で週に何度もいう言葉ですが、いわれる患者さんやご家族はどのように感じられるでしょうか。「生活が不自由になる」「困った、いやだ」と感じるかたが多いでしょうし、納得するまでに時間がかかると思います。

生活の中では、透析のために時間をとられることと、食事の制限がいちばん問題になるようです。時間については現在の透析医療ではなかなか自由にならないようですが、この本では今の生活での優先順位を考えることで、少しでも有意義な時間を過ごせるようにするためのページも用意してあります。生活の中で何がたいせつなのか？決断するまで時間がかかることなので、ゆっくりと考えてみるることなので、ゆっくりと考えてみてください。

また、食事について、私たちのノウハウを知っていただくのがこの本の目的の一つです。透析療法、特に血液透析では、食事のことで苦労している

食べる量は減らしたほうがいいの？

▼これまでどんな食事をしてきたかによって、食べる量を減らしたほうがよいケースと、むしろ増やしたほうがよいケースがあります。本書を参考にして、適切なエネルギーやたんぱく質の量を知り、「適量をしっかりとる食事」を身につけてください。

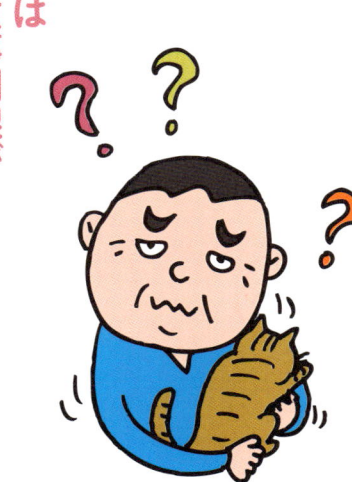

透析中はどんな食事制限が必要なの？

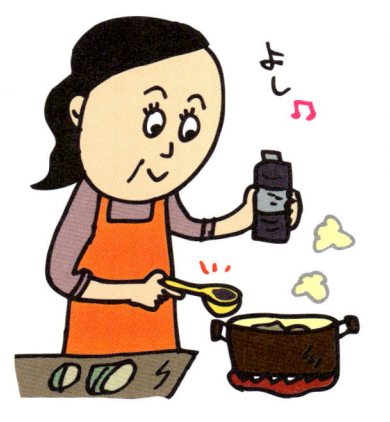

▼透析中の食生活は、「透析で除去できる分だけ食べてもよい」ということが原則です。具体的には、食塩やカリウムなどの制限と、適量のエネルギーとたんぱく質を摂取することが基本になります。

おすすめです

食塩を制限すると、食事があまりおいしくない……

▼調理のくふうしだいで、減塩とおいしさは両立することが可能です。この本では、減塩してもおいしいレシピや、減塩のポイントを紹介しています。少しずつ食塩を減らし、うす味に舌を慣らしていきましょう。

この本は、こんな人に

カリウムやリンのコントロールがうまくできない……

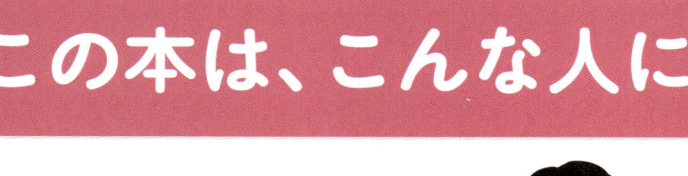

▼この本では、カリウムやリンの量を適切に調整した献立を数多く紹介しています。まずは、これらの献立を実践してみましょう。食品ごとのカリウムやリンの量をまとめた表も掲載しているので（98〜101ページ）、参考にしてください。

腎移植をしたら、何を食べてもだいじょうぶ？

▼健康な腎臓を移植したとはいえ、本来2つあるべき腎臓が1つしか働いていない状態ですから、暴飲暴食は禁物です。栄養バランスを考えた食事で腎臓をいたわりましょう。

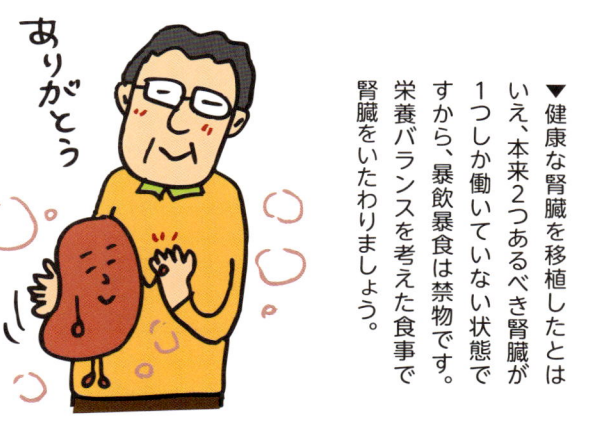

イメージが非常に強いと思いますが、腎臓病のために長い間、食事療法を続けてきたかたにとっては、ほとんどの食品について摂取可能な量や種類が増えます。これまでの制限された食事に慣れてきた目や身体や気持ちにとって、「こんなに食べていいの？」「食べなきゃいけないの？」という、とまどいが大きいかもしれません。

一方、これまで腎臓が悪いことを知らず、急に透析開始を告げられたかたにとっては、透析の時間をやりくりするだけでもたいへんでしょう。好きなときに好きなものを好きなだけ食べてきたのに、食事の内容を制限され、いろいろと考えなければいけなくなって、困っていることと思います。

この本の料理を担当した当大学病院の管理栄養士の榎本さんたちの作る食事を病院の役目でときどきいただきますが、とてもおいしいので、そうした皆さんの役に立つと思います。これをヒントに自分で続けられることを見つけてください。

東京医科大学 腎臓内科学分野 主任教授
同大学病院 栄養管理部長 **菅野義彦**

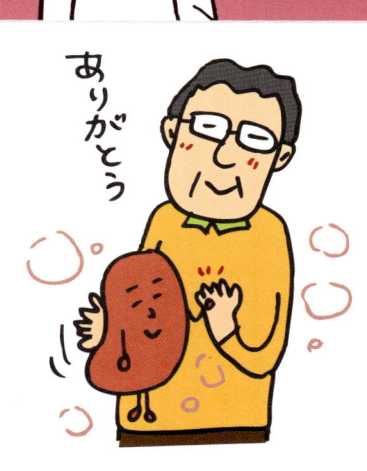

Contents

この本は、こんな人におすすめです……2
本書の使い方……6

PART 1 腎不全とその治療

● 病気の基礎知識
① 腎臓の働きと腎不全……8
② どんな治療が必要?……10
③ 血液透析（HD）って、どんなもの?……12
④ 腹膜透析（PD）って、どんなもの?……16
⑤ 腎移植って、どんなもの?……18
⑥ 自分の生活スタイルに合った治療法を選ぼう……20

● 食事のポイント
① 「適量をしっかり食べる」が透析中の食事の基本!……22
② 透析中の食事の「適量」って?……24
③ 食塩一日6gを目安に減塩を……26
④ カリウムのとりすぎにご用心!……28
⑤ リン制限はここがポイント!……30
⑥ 外食・中食とのつき合い方……32

◆ 教えて! 透析・腎移植 Q&A……34

PART 2 透析治療中・腎移植後の食事

● 透析治療中の食事のポイント!……38

透析治療中の食事 適量しっかり献立

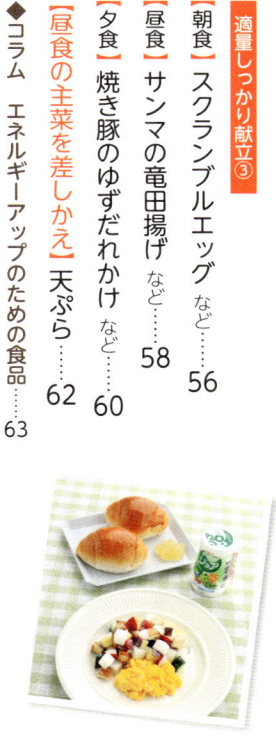

適量しっかり献立①
〔朝食〕凍り豆腐と絹さやの炊き合わせ など……40
〔昼食〕牛肉と里芋の甘辛煮 など……42
〔夕食〕シーフードのクリーム煮 など……44
◆コラム 下ゆでするひと手間で、カリウム減!……47

適量しっかり献立②
〔朝食〕いり豆腐 など……48
〔昼食〕サケ入り焼きうどん など……50
〔夕食〕鶏団子白菜なべ など……52
◆コラム 減塩調味料で、おいしく減塩! 豚肉のお好み焼き……54

適量しっかり献立③
〔朝食〕スクランブルエッグ など……56
〔昼食〕サンマの竜田揚げ など……58
〔夕食〕焼き豚のゆずだれかけ など……60
〔昼食の主菜を差しかえ〕天ぷら……62
◆コラム エネルギーアップのための食品……63

透析治療中の食事 リン控えめのバランス献立

【適量しっかり献立④】
- 【朝食】ボイルウインナー など……64
- 【昼食】鶏肉の野菜巻き煮 など……66
- 【夕食】メカジキのソテー バルサミコソース など……68

【昼食の主菜を差しかえ】厚揚げの治部煮……70

◆コラム 手軽に使える、たんぱく質調整食品……71

【リン控えめのバランス献立①】
- 【朝食】盛り合わせサラダ など……72
- 【昼食】チンジャオロースー など……74
- 【夕食】海鮮なべ など……76

【リン控えめのバランス献立②】
- 【朝食】野菜チキンサラダ など……78
- 【昼食】中華総菜盛り合わせ など……80
- 【夕食】ギンダラの煮つけ など……82

【リン控えめのバランス献立③】
- 【朝食】豆と野菜のキッシュ風 など……84
- 【昼食】タチウオのバターソテー など……86
- 【夕食】豚肉の柳川風 など……88

単品料理
- 【主菜】・タイの五色蒸し……90
  - ・ブリのカレー衣揚げ……91
  - ・鶏手羽先のさっぱり煮……93
- 【副菜】・野菜のグラタン……94
  - ・ギンダラとブロッコリーのXO醤いため……92
  - ・五色ナムル……95

◆カリウム含有量別分類表……98
- ・しらたきの真砂あえ……95
- ・たたききゅうりとクラゲのあえ物……97
- ・かんぴょうのなます風……96
- ・じゅんさいの酢の物……97

◆リン含有量別分類表……100

腎移植後の食事のポイント！……102

腎移植後の食事 腎臓いたわり献立

【腎臓いたわり献立①】
- 【朝食】豆まめサラダ など……104
- 【昼食】イカときのこのピリ辛マヨいため など……106
- 【夕食】豚肉のちり蒸し など……108

【腎臓いたわり献立②】
- 【朝食】玉ねぎ入り和風いり卵 など……110
- 【昼食】トマトのハヤシライス など……112
- 【夕食】ブリしゃぶ など……114

単品料理
- 【主菜】・牛肉のハニーマスタードいため……116
  - ・タイの甘酢漬け……117
- 【副菜】・揚げエリンギの甘酢あんかけ……118
  - ・ゴーヤーのおかかいため……119
  - ・切り干し大根のサラダ……119

腎移植後の一日献立組み合わせ例……120

栄養成分値一覧……123

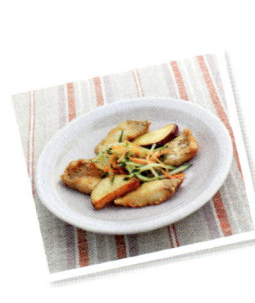

5

本書の使い方

レシピについて

**一日の献立作りの
ヒントになる組み合わせ例**
主菜や副菜をどのように組み合わせればバランスのよい献立になるか、具体的な一日の献立例を紹介しています。

朝食

**料理ごとに
栄養成分を表示**
1人分のエネルギー、たんぱく質、塩分、カリウム、リンの量を表示してあります。

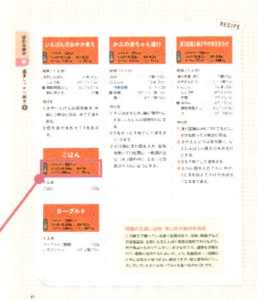

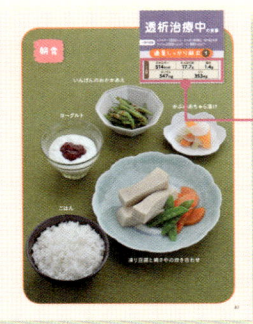

**1食ごとに
栄養成分を表示**
1食の1人分のエネルギー、たんぱく質、塩分、カリウム、リンの総量を表示してあります。

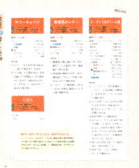

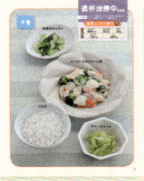

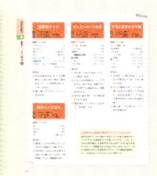

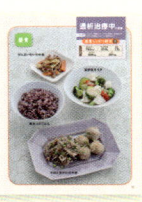

昼食　　　夕食

- 食品（肉、魚介、野菜、くだものなど）の重量は、特に表記がない場合は、すべて正味重量です。正味重量とは、皮、骨、殻、芯、種など、食べない部分を除いた、実際に口に入る重量のことです。
- 材料の計量は、標準計量カップ・スプーンを使用しました。1カップ＝ 200mℓ（A）、大さじ1 ＝ 15mℓ（B）、小さじ1 ＝ 5mℓ（C）、ミニスプーン※1 ＝ 1 mℓ（D）、が基準です。

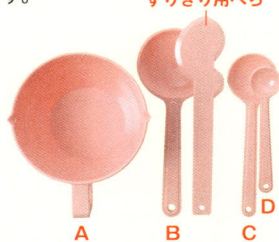

すりきり用へら

A　B　C　D

- フライパンはフッ素樹脂加工のものを使用しました。
- 電子レンジは、600Wのものを使用しました。お使いの電子レンジのW数がこれより小さい場合は加熱時間を長めに、大きい場合は短めにしてください。
- 調味料は特に表記のない場合は、塩＝精製塩（食塩 小さじ1 ＝ 6g　ミニスプーン1 ＝ 1.2g）、砂糖＝上白糖、酢＝穀物酢、しょうゆ＝濃い口しょうゆ、みそ＝淡色辛みそや赤色辛みそを使っています。また、この本では、減塩調味料も使っており、材料表中に水色で示しています。商品の詳細については55ページで説明しています。
- だしはこんぶやカツオ節、鶏がらなどでとったものです。

そのほかの表記について

材料
材料は、「1人分」を基本に表示していますが、作りやすい分量として「4人分」（または「3人分」、「5人分」）で表示しているレシピもあります。この場合、でき上がりを人数分に等分した1人分の量を召し上がってください。

エネルギーとカロリー
エネルギーの量を表す単位がカロリー（cal）。1ℓの水を1℃上げるのに必要なエネルギー量が1kcalです。本書では、基本的にカロリー表記ではなく、「エネルギー」「エネルギー量」と表記しています。

塩分とは
「塩分」とは、食塩相当量のこと。本書でも「塩分量」として表記されている重量は、食塩相当量（g）です。これは、食品に含まれるナトリウム量（mg）を合算した値に2.54を掛けて1000で割ったもの。たとえばナトリウム量2200mgの食品の場合は、2200 × 2.54 ÷ 1000 ≒ 5.6gとなります。

※ミニスプーン（1mℓ）は、少量の調味料などを計ることができるので便利。
価格／1本148円（税別）　販売先／女子栄養大学代理部　お問い合わせ TEL03-3949-9371

PART 1

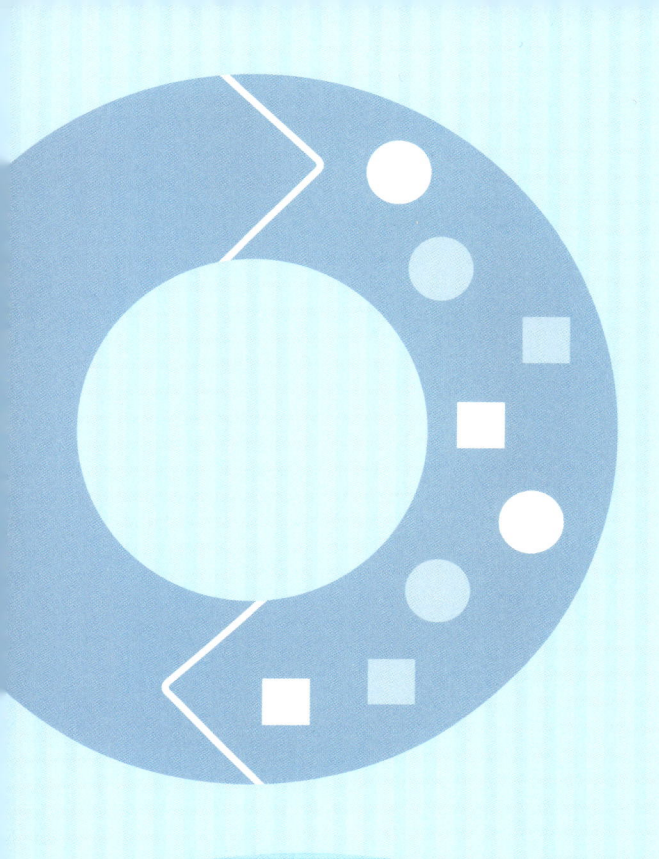

腎不全とその治療

あなたの腎臓は、今どんな状態なのでしょうか？
腎臓病を長く患っていて、医師にそろそろ透析が必要といわれた人も、
初めての受診で突然腎不全と診断された人も、
腎臓の機能が著しく低下していることはまちがいないでしょう。
一度悪くなった腎臓は、元の健康な状態に戻すことができないため、
適切な治療を行うことが必要不可欠です。
まずは病気と治療の種類や選び方について考えてみましょう。

病気の基礎知識 1

腎臓の働きと腎不全

たいせつな働き者の臓器、腎臓！

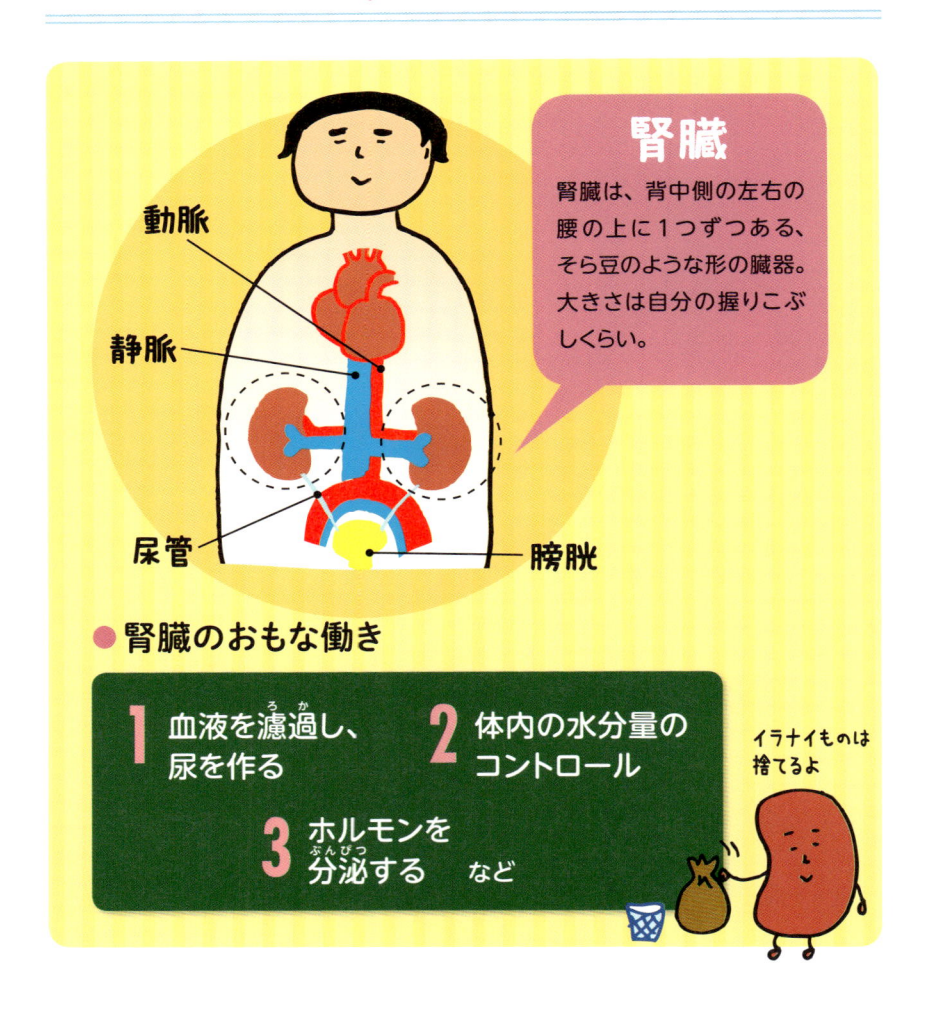

- 動脈
- 静脈
- 尿管
- 膀胱

腎臓
腎臓は、背中側の左右の腰の上に1つずつある、そら豆のような形の臓器。大きさは自分の握りこぶしくらい。

● 腎臓のおもな働き

1. 血液を濾過し、尿を作る
2. 体内の水分量のコントロール
3. ホルモンを分泌する　など

イラナイものは捨てるよ

腎臓は、尿を作って老廃物を捨てる

腎臓は、身体の状態を正常に保つためにさまざまな働きをしています。中でも、ほかの臓器にはできない腎臓の最も重要な役割は「尿を作って体内の老廃物や余分な水分を捨てる」ことです。腎臓は「尿を作る臓器」なのです。

尿を作る材料は血液です。心臓から動脈によって腎臓に送られてくる血液には、身体を作るさいに細胞が活動したことでできるゴミ（老廃物や余分な水分）がたくさん含まれています。健康な腎臓は、送られてきた血液から不要な物質を尿に移し、これらのゴミを身体の外に捨てます。尿を出すことによって、体内の水分量のコントロールも行っています。

8

腎不全になると、どうなるの？

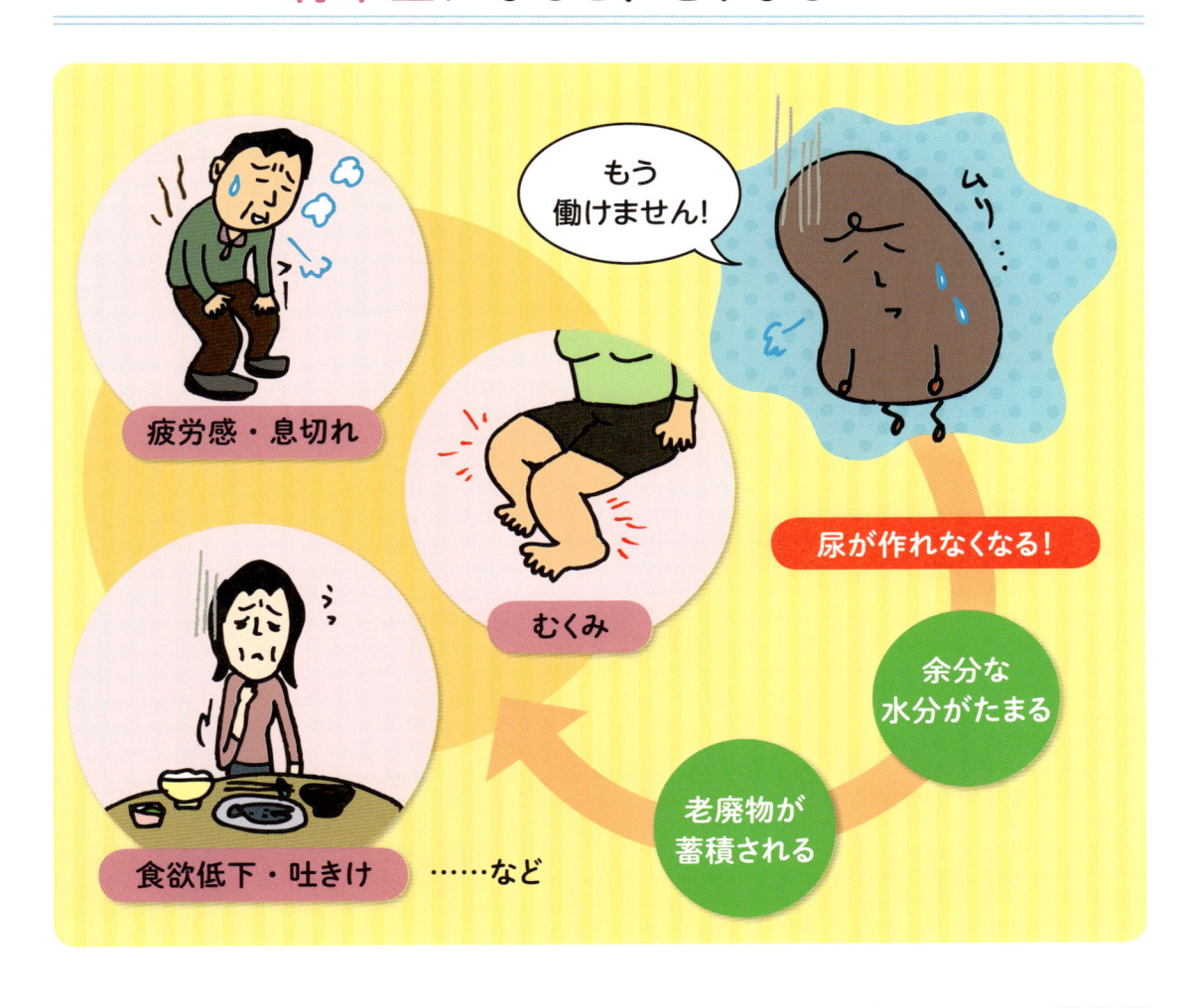

疲労感・息切れ

むくみ

食欲低下・吐きけ ……など

もう働けません！

尿が作れなくなる！

余分な水分がたまる

老廃物が蓄積される

腎不全になると、尿が作れなくなる

腎臓の機能低下が進むと、尿を作ることができなくなります。そのため、血液中に老廃物が蓄積されたり、余分な水分を排出できなくなったりして、身体のバランスが保てなくなります。腎不全になると、身体にさまざまな不調が現れ、やがて日常生活にも支障をきたし始めます。

腎不全という言葉は非常に広い意味で使われており、ほとんど自覚症状のない軽度の腎機能低下から、透析直前の末期腎不全、さらに透析を始めたあとまですべてを含みますが、一般的には慢性腎臓病のステージG4〜G5を指すことが多いようです。

残念なことに、腎不全になった人には、腎臓を元の状態に戻すことはできません。ですから、腎不全になった人には、腎臓の働きを肩代わりする透析療法や、健康な腎臓を提供してもらう腎移植といった、「腎代替療法」が必要になります。

病気の基礎知識 2

どんな治療が必要？

腎代替療法の選択肢は3つ！

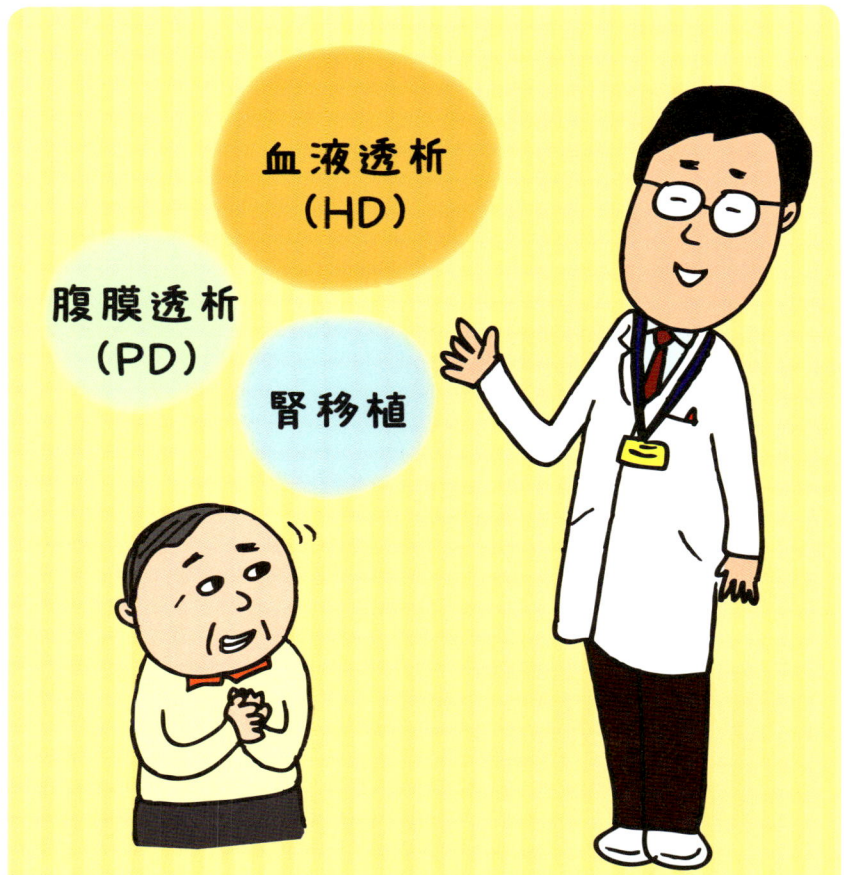

- 血液透析（HD）
- 腹膜透析（PD）
- 腎移植

3種類の腎代替療法から選択

腎代替療法には、血液透析（HD）（12〜15ページ）、腹膜透析（PD）（16〜17ページ）、腎移植（18〜19ページ）の大きく3種類があります。治療法の選択は医学的な条件で決められることもありますが、原則的には患者さんの生活に合わせて決定します。多くの人が週3回の通院をする血液透析を選択しています。透析施設は全国に4000か所以上あります。

慢性腎臓病（CKD）が進行して腎不全になった人の場合、透析療法をいつ始めるかというのは、なかなかむずかしい問題です。「○○の値がこの値を超えたら」とか、「こういう症状が出たら」という、絶対的な決まりがないからです。

10

それぞれの治療法の特徴

	血液透析（HD）	腹膜透析（PD）		腎移植
	血液を体外にとり出し、機械で血液を浄化	おなかの中にためた透析液を出し入れすることで血液を浄化		働きの低下した自分の腎臓の代わりにほかの人の腎臓を移植
		APD（17ページ参照）	CAPD（17ページ参照）	
治療場所	透析医療機関	自宅など	自宅や職場、学校など	腎移植には2種類ある ＜献腎移植＞ 亡くなったかたから腎臓を提供してもらう方法 ＜生体腎移植＞ 血縁者や配偶者などから腎臓を1個とり出して提供してもらう方法 透析治療からは解放され、時間的制約は少なくなり、社会復帰が可能。ただし、腎機能に合わせた食事制限と、免疫抑制剤を飲み続けることが必要。
治療する人	医療スタッフ	本人や家族		
通院回数	週3回程度	月1〜2回		
治療にかかる時間	1回4時間程度	就寝中8〜10時間/日	1回約30分 1日約4回	
手術	腕の血管にシャントを作る手術	腹部にカテーテルを埋め込む手術		
尿量（残存腎機能）	早く出なくなりやすい	長く保たれやすい		
心臓への負担	大きい	小さい		
食事制限	食塩、水、カリウム、リン	食塩、水、リン		

参考資料／「腎不全とその治療法」（NPO法人 腎臓サポート協会）

治療法や開始時期は、医師と相談を

治療の開始時期については、個々の症例ごとに、腎臓の働きを示す検査値や症状、日常生活への影響などを、医師が総合的に判断します。ですから、医師の考え方によっても、治療の開始時期は違ってきます。

もちろん、病状が急激に悪化して、生きるか死ぬかという状態になったら、待ったなしでただちに透析療法を開始しなければなりません。しかし、命にかかわる事態というのは、身体にとって非常に負担のかかることですから、そのような状態になる前に、余裕をもって治療を開始したほうが賢明でしょう。症状がないと治療を先延ばしにしたい気持ちになってしまうものですが、タイミングを逃さないことがたいせつです。

腎機能の低下は自覚しづらく、腎不全が進んでいても日常生活を送れる人もいるので、病院に行ったらいきなり透析治療の開始を言い渡されるというケースもあります。

病気の基礎知識 3

血液透析(HD)って、どんなもの？

血液透析のしくみ

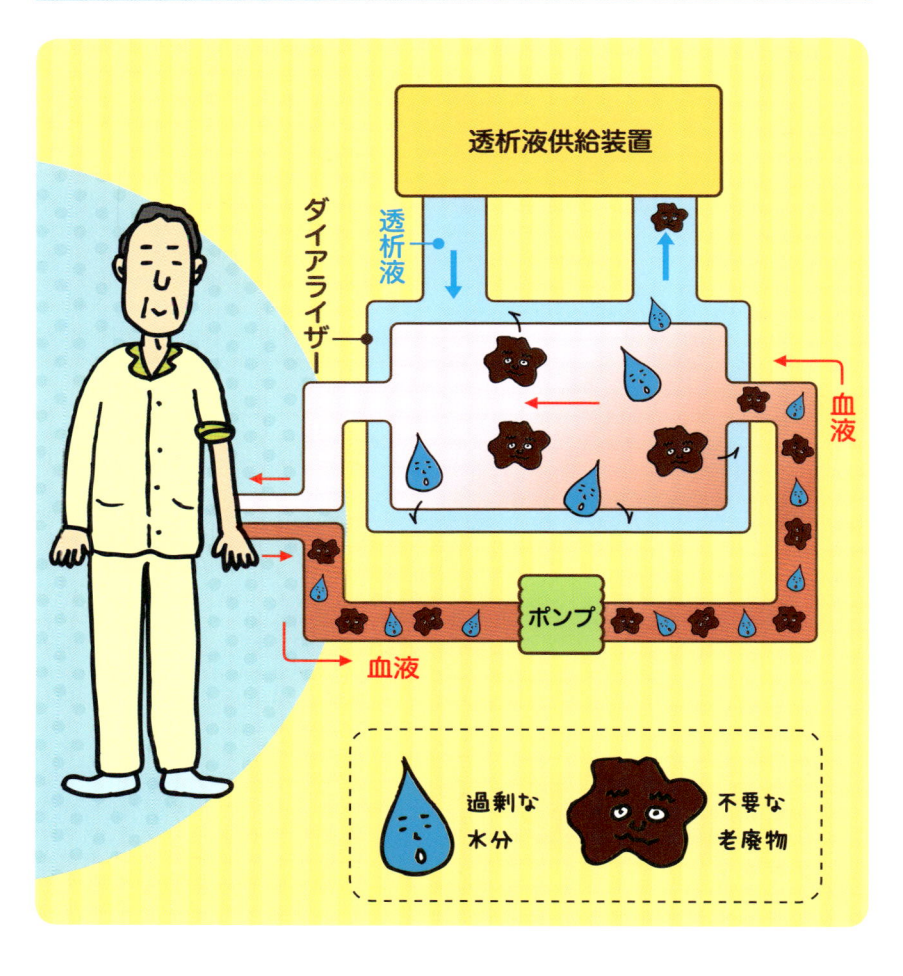

図中ラベル：透析液供給装置／ダイアライザー／透析液／血液／ポンプ／過剰な水分／不要な老廃物

血液をとり出し、きれいにして戻す

身体の中から血液をとり出して、不要なもの（老廃物と余分な水）をとり除き、きれいになった血液を身体に戻す、これが血液透析の基本です。

血液透析では、2本の針を腕の血管に刺してチューブにつなぎ、ポンプで身体の血液を出し入れします。針からとり出した血液は、ダイアライザーと呼ばれるフィルターを通ることで浄化され、きれいな状態になって帰りのチューブに入り、もう1本の針から身体に戻ります。

血液透析を始める前には、シャント（14ページ）という太い血管をつくる手術が必要です。手術自体はむずかしいものではなく、施設によっては日帰り手術も可能です。

血液透析の治療の流れ

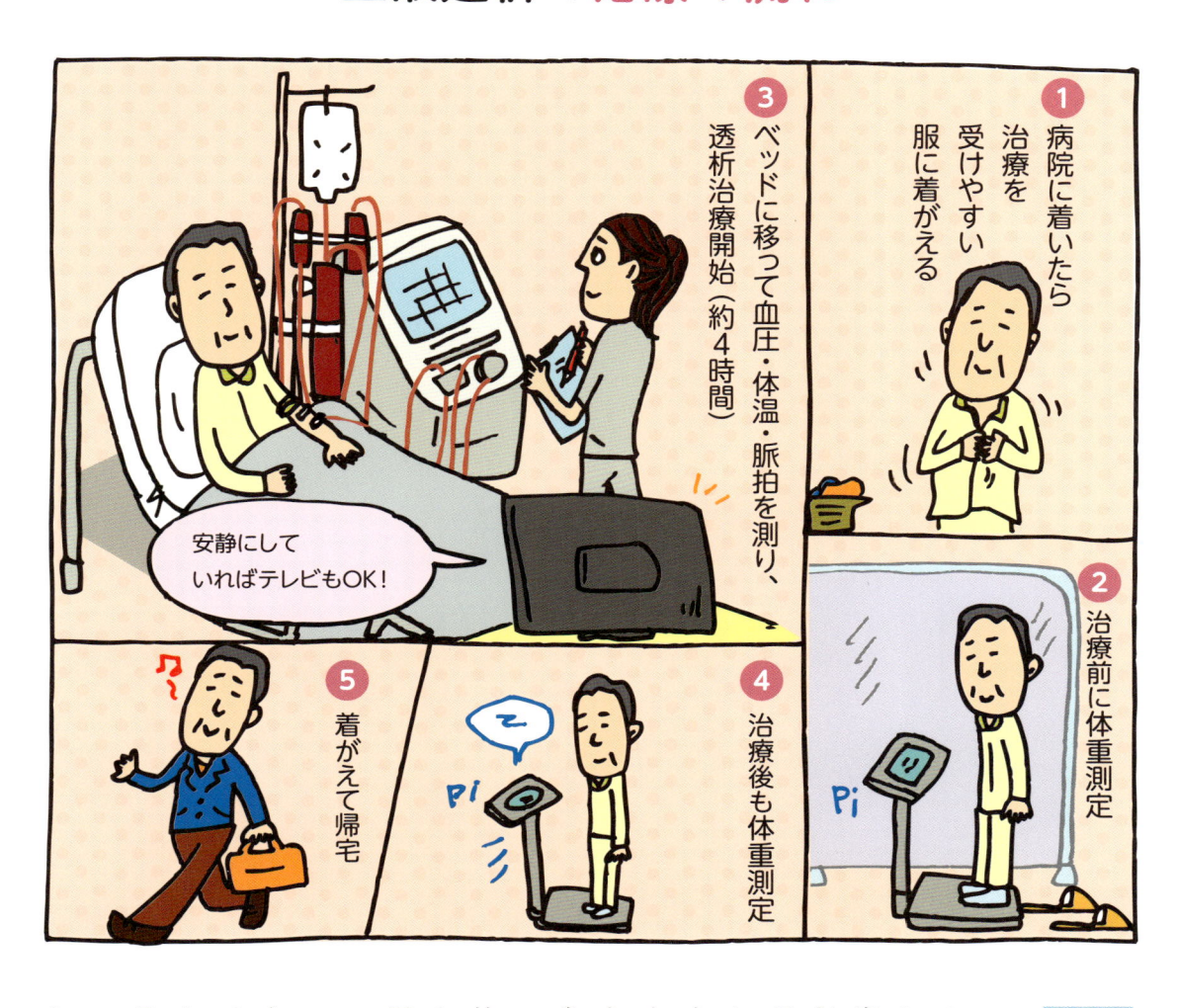

1. 病院に着いたら治療を受けやすい服に着がえる
2. 治療前に体重測定
3. ベッドに移って血圧・体温・脈拍を測り、透析治療開始（約4時間）

   「安静にしていればテレビもOK！」
4. 治療後も体重測定
5. 着がえて帰宅

週3回程度、病院に通って治療

　血液透析は、自宅近くの病院などの透析施設に、週3回程度、決まった時間に通って行います。1回の治療にかかる時間はだいたい4時間ほどです。透析を受けている間は、パジャマなどに着がえてベッドに横になったまま過ごします。眠ったり、本を読んだり、テレビを見たりできます。ただ、血液透析は大量の血液を出し入れして行う治療ですから、身体に大きな負担がかかります。そのため、30分おきくらいに血圧や脈拍を測り、大きな変動がないかどうか確認します。また、治療中に1度は、医師が診察を行います。

　血液透析は1日おきに週3回行うのが原則です。特別な用事がある場合などは曜日を変更することも可能ですが、治療をしなければ命を落とすことにつながりかねないので、祝日や年末年始も休みなく、一生同じペースで治療を受け続けなければなりません。

シャントは血液の出し入れに不可欠！

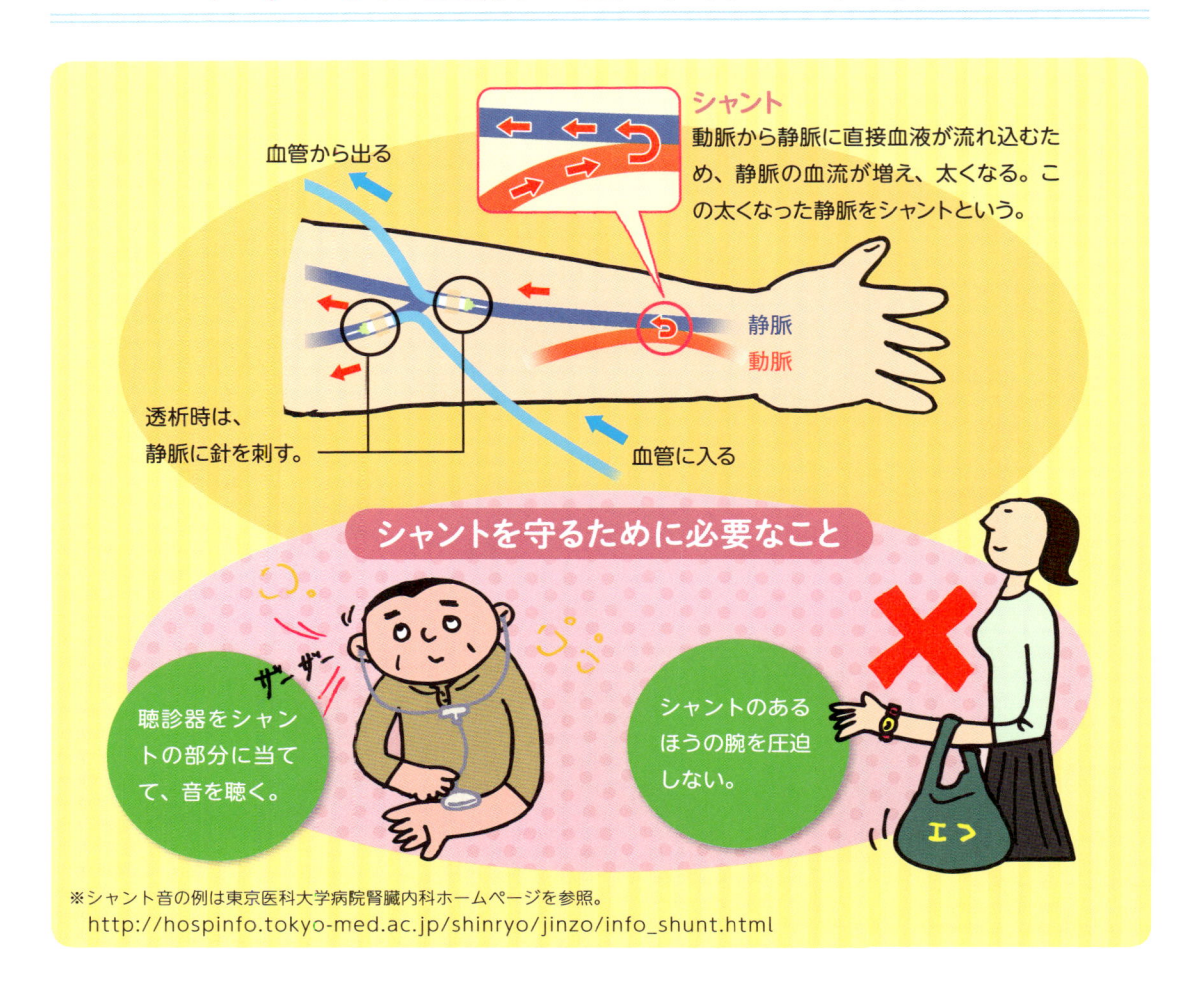

シャント
動脈から静脈に直接血液が流れ込むため、静脈の血流が増え、太くなる。この太くなった静脈をシャントという。

血管から出る
透析時は、静脈に針を刺す。
血管に入る
静脈
動脈

シャントを守るために必要なこと

- 聴診器をシャントの部分に当てて、音を聴く。
- シャントのあるほうの腕を圧迫しない。

※シャント音の例は東京医科大学病院腎臓内科ホームページを参照。
http://hospinfo.tokyo-med.ac.jp/shinryo/jinzo/info_shunt.html

シャントは透析時の血液の出入り口

血液透析では、たくさんの血液を短時間で出し入れする必要があります。そこで、充分な血流を確保するために、手首の動脈と静脈をつなぐ手術をして、太い血管を作ります。この血管を「シャント」といいます。

シャントは針を刺すことで少しずつ傷むため、ほかの採血や注射にはこの血管は使わず、透析専用にします。日常生活の中でも、シャント側の腕で血圧を測らない、袋やかばんをかけないなどの配慮が必要です。また、安価なものでよいので聴診器を購入し、一日に何回かシャントの音を聴くようにしましょう。いつもと違う音がしたら、すぐに医師に知らせてください。

シャントはきちんと管理すれば数年はもちますが、詰まるなどして透析に使えなくなってしまうこともあります。その場合は、血管を広げる手術をするか、別の新しいシャントを作る手術をすることになります。

ドライウェイトって何？

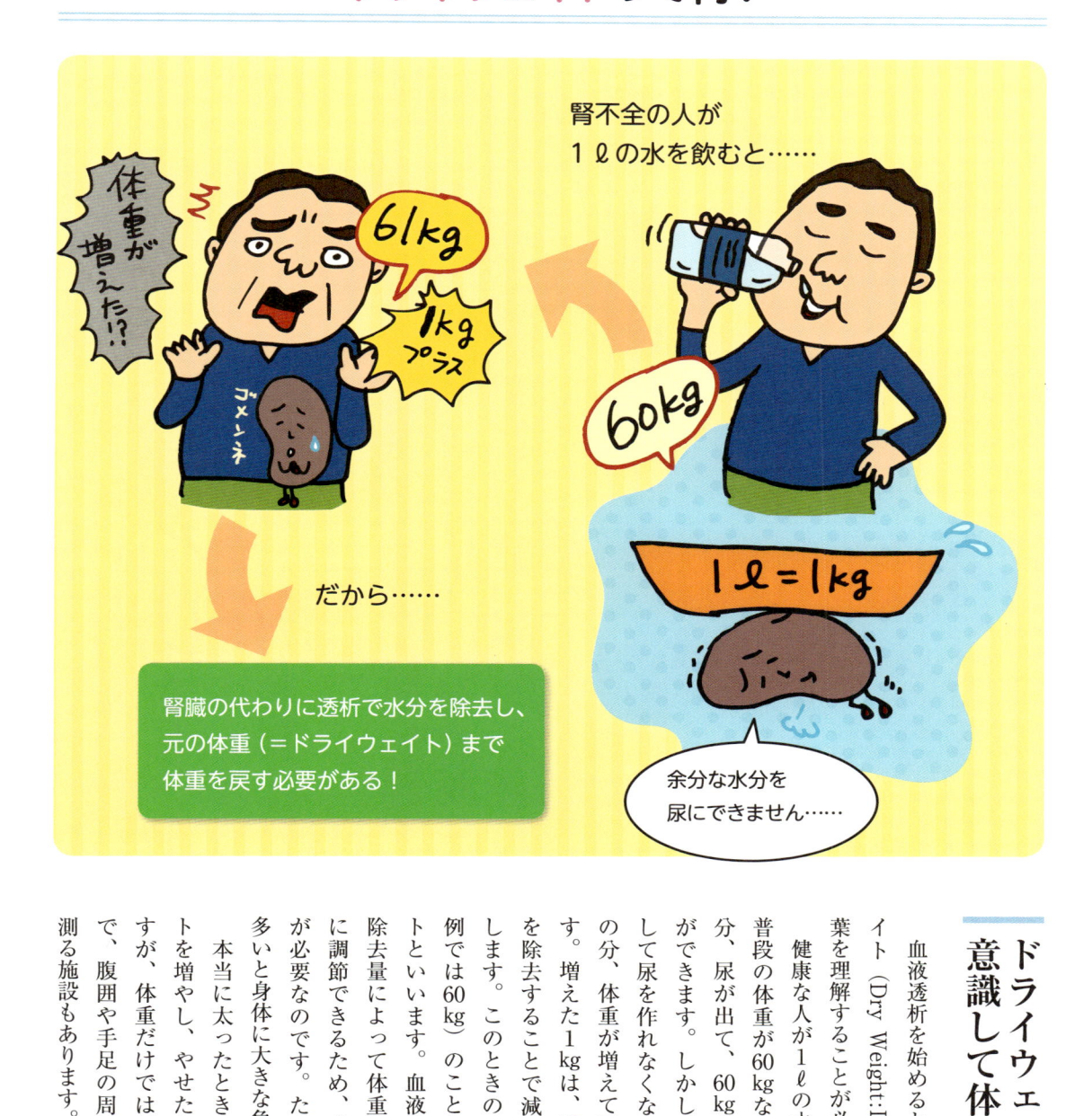

腎不全の人が
1ℓの水を飲むと……

体重が増えた!!
61kg
1kgプラス
ゴメンネ

60kg
1ℓ＝1kg
余分な水分を尿にできません……

だから……

腎臓の代わりに透析で水分を除去し、元の体重（＝ドライウェイト）まで体重を戻す必要がある！

ドライウェイトを意識して体重管理

血液透析を始めると、「ドライウェイト（Dry Weight:DW）」という言葉を理解することが必要になります。

健康な人が1ℓの水を飲んだ場合、普段の体重が60kgなら、水を飲んだ分、尿が出て、60kgを維持することができます。しかし、腎機能が低下して尿を作れなくなると、飲んだ水の分、体重が増えて戻らなくなります。増えた1kgは、透析で1ℓの水を除去することで減らし、60kgに戻します。このときの元の体重（この例では60kg）のことをドライウェイトといいます。血液透析では水分の除去量によって体重をある程度自由に調節できるため、基準となる体重が必要なのです。ただし、除去量が多いと身体に大きな負担となります。

本当に太ったときはドライウェイトを増やし、やせたときは減らしますが、体重だけでは判断しづらいので、腹囲や手足の周囲径を定期的に測る施設もあります。

病気の基礎知識 4

腹膜透析(PD)って、どんなもの?

腹膜透析のしくみ

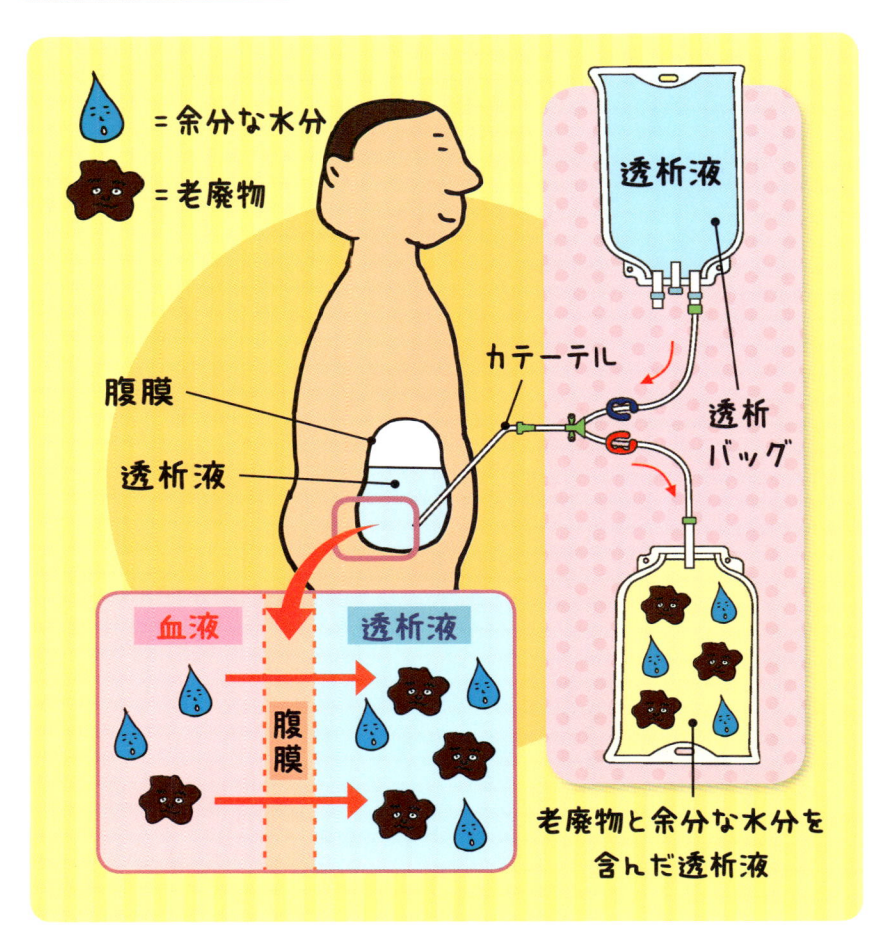

💧 = 余分な水分
🟤 = 老廃物

腹膜
透析液
カテーテル
透析液
透析バッグ

血液　透析液
腹膜

老廃物と余分な水分を含んだ透析液

おなかに入れた透析液に不要物を移す

腹膜透析は、腹膜と呼ばれるおなかの中の壁を利用して、老廃物や余分な水分を濾過(ろか)する治療法です。

人間のおなかの中には、腹膜に包まれて胃や腸、肝臓などの臓器があります。その腹膜の中のすき間(腹腔)に、ビニールの管(カテーテル)で体外からきれいな透析液を入れます。そのまま一定時間(4～8時間)、透析液を入れておくと、不思議なことに、血液中の余分な水分や老廃物が、腹膜を通して透析液に移動します。この透析液をおなかからとり出すことで、体内の不要物を除去することができます。腹膜透析を行うためには、手術でおなかにカテーテルを埋め込む必要があります。

16

腹膜透析は、CAPDとAPDの2種類

APD
専用の器械を使い、夜眠っているあいだに透析液を交換する方法です。就寝前に器械に透析バッグと回路をセットすれば、朝までに自動的に透析液の交換が完了します。日中の自由な時間を確保しやすい治療法です。

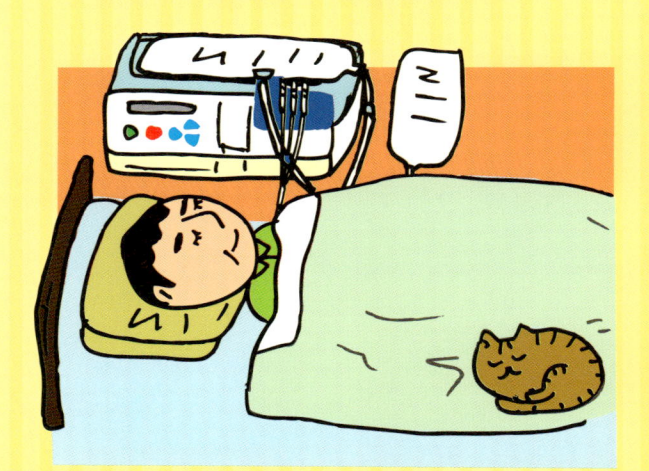

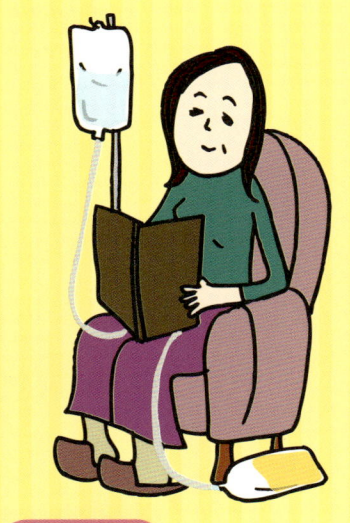

CAPD
1日に3〜4回、透析バッグを交換する方法です。1回の操作にかかる時間は30分程度。自宅以外に職場や学校でバッグ交換を行うこともできますが、その場合、専用のスペースが必要になります。

通院が困難な人も、自宅で治療が可能

腹膜透析にはCAPDとAPDの2種類があります。どちらも在宅で行う治療で、特に問題がなければ通院は月に1回くらいで済みます。老廃物や余分な水分をゆっくりと除去する治療法のため、身体にかかる負担が小さいこと、残された腎臓の機能を保ちやすいことも利点です。

基本的に自分ですべての操作を行うことになるため、おなかのカテーテルと透析バッグをつなぐときは手術前のように入念に手を洗うなど、決められた方法を勉強する必要があります。が、カテーテルを埋め込む手術で入院したさいに、病院でしっかりと教えてもらえますし、手順書もあるので徐々に慣れるでしょう。

ただ、困ったことに、腹膜透析は治療を続けるうちに腹膜が劣化してしまうため、長期間続けることができません。人によって差はありますが、4〜5年ほどでほかの治療法（血液透析や腎移植）に移行します。

病気の基礎知識 5

腎移植って、どんなもの？

健康な腎臓をもう一つ身体に植え込む

人間には腎臓が2つありますが、健康な腎臓が1つだけでもあれば、透析治療をせずに生きていくことが可能です。そこで、健康な腎臓を1つ提供してもらい、患者さんの身体に植え込む治療法が、腎移植です。

腎移植には、生きている人から腎臓を片方分けてもらう「生体腎移植」と、亡くなった人に提供してもらう「献腎移植」があります。日本では、年間1500例ほどの腎移植が行われていますが、その9割が生体腎移植です。かつては、移植には血液型やさまざまな遺伝的要素の一致が必要とされていましたが、現在では血液型が違っても移植が可能になり、症例数が増えています。

生体腎移植と献腎移植の違い

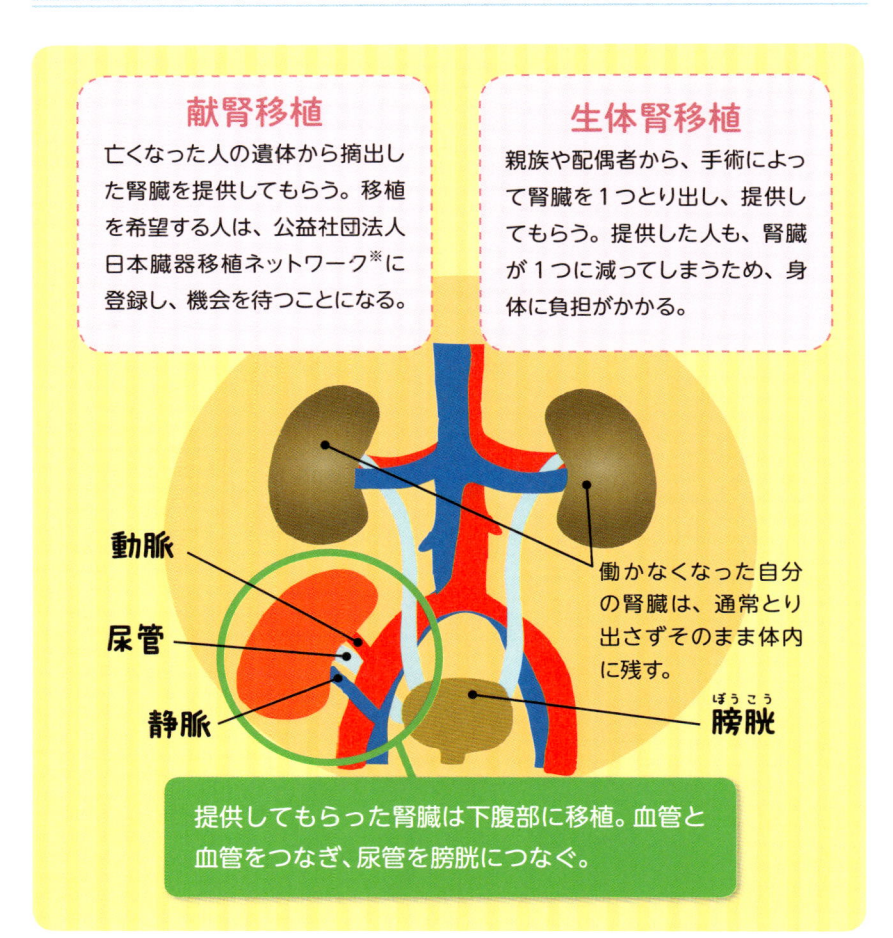

献腎移植
亡くなった人の遺体から摘出した腎臓を提供してもらう。移植を希望する人は、公益社団法人日本臓器移植ネットワーク※に登録し、機会を待つことになる。

生体腎移植
親族や配偶者から、手術によって腎臓を1つとり出し、提供してもらう。提供した人も、腎臓が1つに減ってしまうため、身体に負担がかかる。

- 動脈
- 尿管
- 静脈
- 膀胱（ぼうこう）

働かなくなった自分の腎臓は、通常とり出さずそのまま体内に残す。

提供してもらった腎臓は下腹部に移植。血管と血管をつなぎ、尿管を膀胱につなぐ。

※公益社団法人日本臓器移植ネットワーク　TEL:03-5446-8800　https://www.jotnw.or.jp/

退院後はどんな生活になるの？

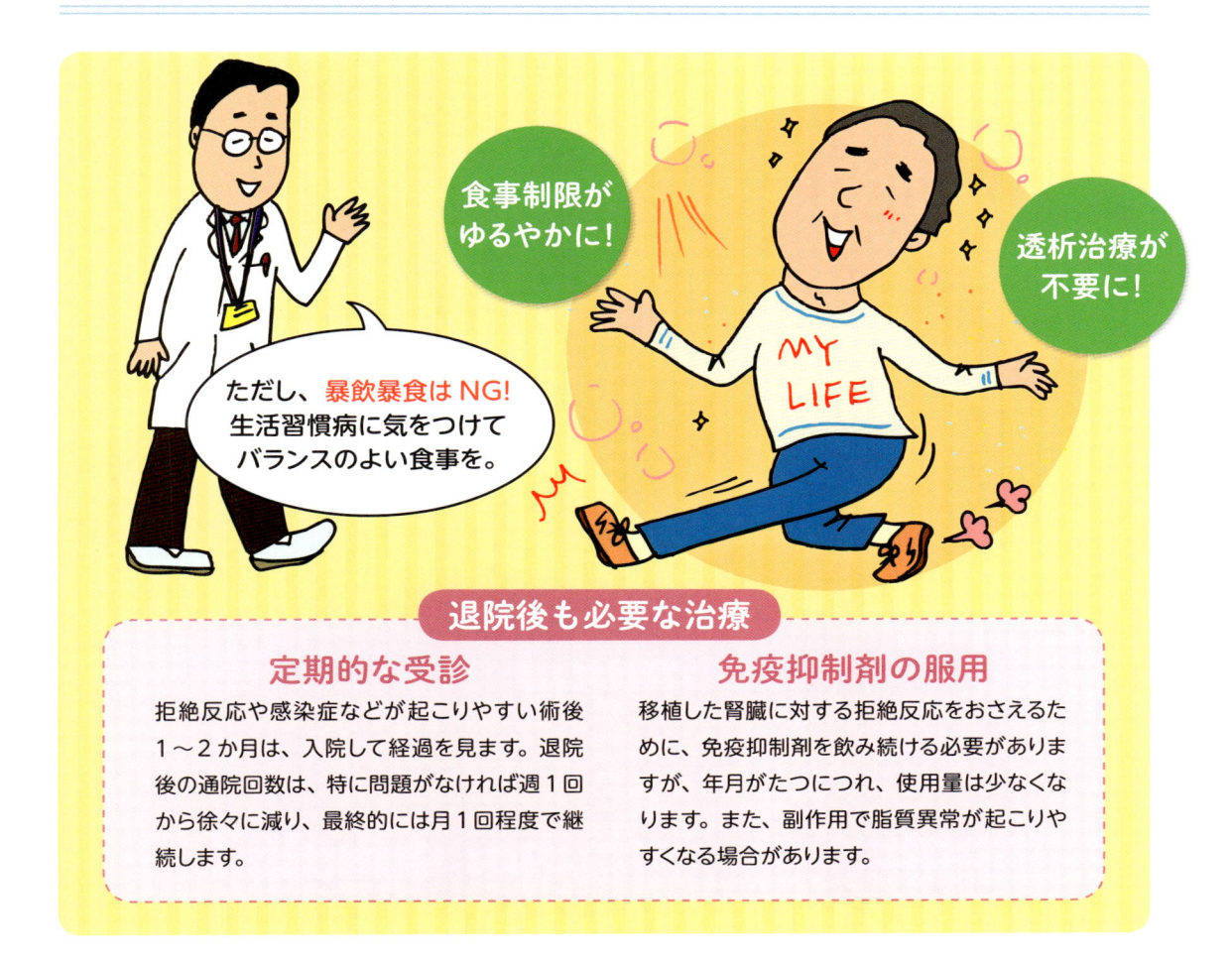

食事制限がゆるやかに！

透析治療が不要に！

ただし、暴飲暴食はNG！生活習慣病に気をつけてバランスのよい食事を。

退院後も必要な治療

定期的な受診
拒絶反応や感染症などが起こりやすい術後1〜2か月は、入院して経過を見ます。退院後の通院回数は、特に問題がなければ週1回から徐々に減り、最終的には月1回程度で継続します。

免疫抑制剤の服用
移植した腎臓に対する拒絶反応をおさえるために、免疫抑制剤を飲み続ける必要がありますが、年月がたつにつれ、使用量は少なくなります。また、副作用で脂質異常が起こりやすくなる場合があります。

病気をする前とほぼ同じ生活が可能に

移植のメリットは、何といっても透析治療が不要になるということです。移植が成功すれば、さまざまな生活上の制限からも解放され、免疫抑制剤を飲み続ける必要があることを除けば、病気をする前と同じような普通の生活を送ることができるようになります。

気をつけなければならないのは、解放感から暴飲暴食などに走りやすいことです。健康な腎臓を1つ手に入れたとはいえ、無理は禁物です。不摂生な生活をしていたら、また腎臓を悪くして、透析生活に逆戻りということにもなりかねません。

また、患者さんに腎臓を提供した親族や配偶者は、本来2つあるべき腎臓が1つに減ってしまったのですから、当然、腎臓の働きとしては低下することが考えられます。移植後は、腎臓を提供した人も提供された人も、食塩を控えたバランスのよい食事を心がけましょう。

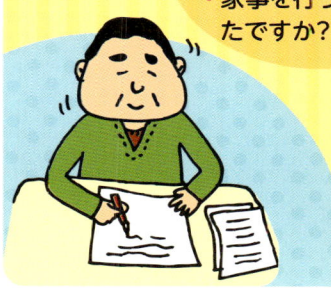

病気の基礎知識 6

自分の生活スタイルに合った治療法を選ぼう

まずは自分の生活を考える

【趣味や生活習慣など】
- 今、続けていること、またはこれからも続けていきたいこと（はありますか？
（例：旅行、ダンス、孫と遊ぶ、ボランティア活動など）
- 今はまだやっていないけれど、これからやりたいと思っていることがありますか？
（例：海外旅行に行ってみたい、英会話を始めたいなど）

【あなたの役割】
- 今の生活の中で、しなければならないことや役割はなんですか？
（例：仕事、家事、子育て、介護など）

【仕事・学業・習い事など】
- どんなことをしていますか？
- 時間は？
- 出張がありますか？
- 休みはとりやすいですか？

【日常生活】
- 起床、就寝時間は？
- 食事時間は？
- 家事を行うのはどなたですか？

【家族について】
- 介護や子育てなど、あなたがケアしている人がいますか？
- あなたが病気や治療について、考えたり決定したりするときに、相談する人はいますか？

参考資料／「腎不全とその治療法」（NPO法人 腎臓サポート協会）

今の自分の生活の優先順位を考える

透析療法にはある程度の時間を要します。血液透析の治療は1回4時間が目安ですが、通院や着がえ、順番待ちなどを考えると、6時間くらいは見積もる必要がありますし、腹膜透析も、透析液の交換回数が多い場合には週18時間くらいはかかると考えたほうがよいでしょう。

当然、今までと同じ生活を送るのはむずかしくなります。治療の選択をするさいには、自分の生活の中で何を優先して、何をあきらめるのかを考えることが必要です。透析を始めるころは体調も悪くなり、通院などであわただしいので、そうなる前にたいせつなこと、やりたいことをはっきりさせておくのが理想です。

途中から治療法を変更することも可能

医学的な理由で治療法が限られている場合以外は、一人一人に合わせた治療法を選ぶことができます。血液透析も施設によっては夜間に行うことができますし、最近では自宅で行うことも不可能ではありません。通院はたいへんですが、週3回医師に診察してもらえるので、安心を優先させてもよいでしょう。

また、仕事を優先する期間が決まっている場合などには、先に腹膜透析を行い、数年後に血液透析に変更することもできますし、活動性を上げたい場合には両方の透析を併用することも可能です。このように、患者さんの生活に合わせていろいろなパターンの透析療法が選べるようになっていますので、医療スタッフに早めに相談し、時間をかけて話し合うことがたいせつです。30年以上透析を続けることになる場合もありますので、透析を始めたあとの生活を充実させることを考えてください。

たとえば……Bさん（40代女性）の場合

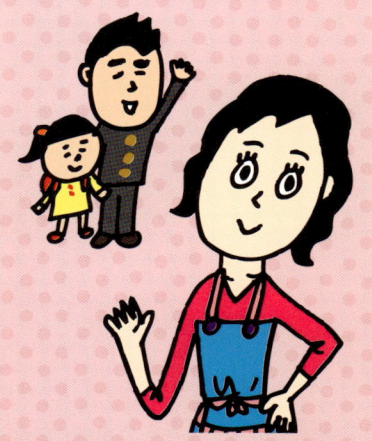

- 毎日の家事をするのは自分が中心なので、できるだけ家で過ごしたい。
- 小学生と中学生の子どもが2人。子どもたちといっしょにいる時間を大事にしたい。

→ **腹膜透析**を選択

たとえば……Aさん（70代男性）の場合

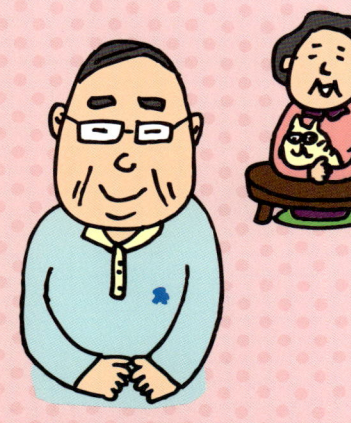

- 退職後で時間があるので、通院は特に問題ない。
- 家での治療は不安。透析治療は、自分や家族でなく、医療スタッフの手で行ってほしい。

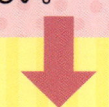

→ **血液透析**を選択

食事のポイント 1

「適量をしっかり食べる」が透析中の食事の基本！

「食べない」から「食べる」への転換

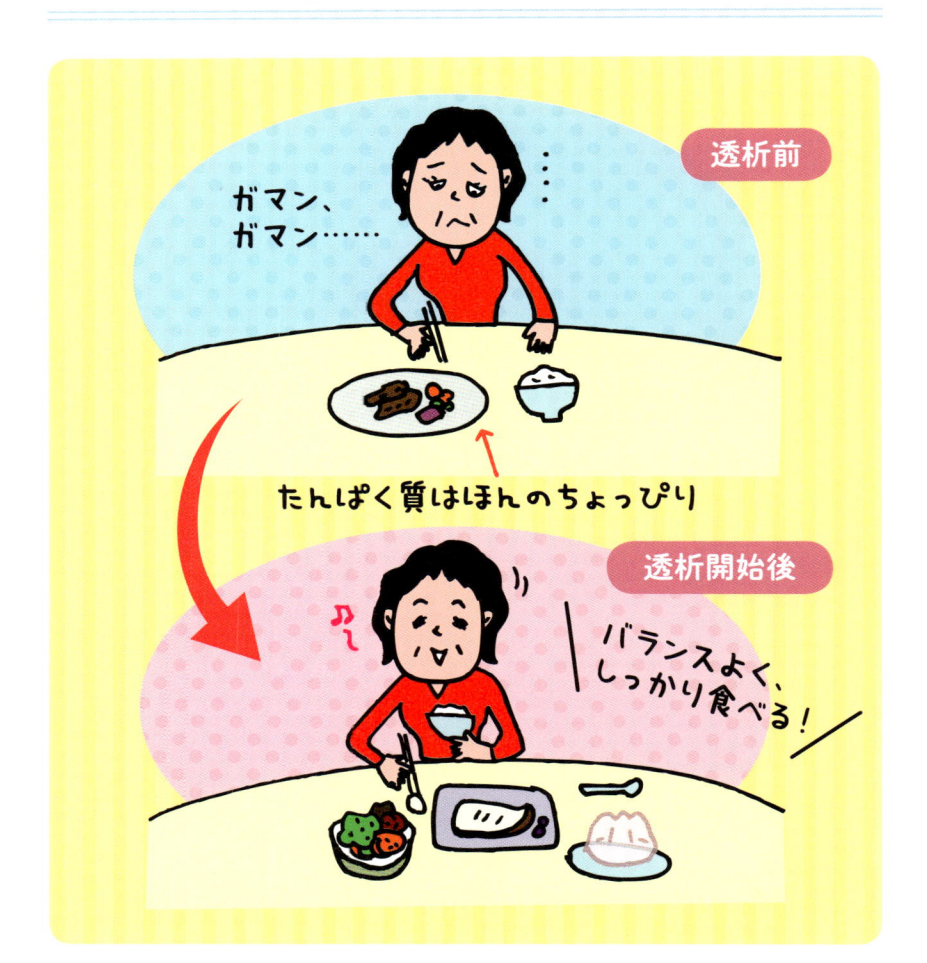

透析前
ガマン、ガマン……
たんぱく質はほんのちょっぴり

透析開始後
バランスよく、しっかり食べる！

透析を始めると、食事の目的が変わる

透析に至っていない時期の腎臓病では、たんぱく質の摂取量を厳しく制限する食事療法が一般的です。たんぱく質を分解したときにできる老廃物を少なくし、弱った腎臓に対する負担を軽くするためです。

しかし、透析を開始すると、食事の目的が「腎臓に負担をかけるものは余計に食べない」から、「必要な栄養素をしっかりとる」に変わります。腎臓の働きを透析が肩代わりしてくれるようになり、今まで体内に蓄積されていた老廃物や水分が、透析によって、ある程度排出されるようになるからです。そのため、透析前よりもたくさん食べないと、今度は栄養失調になってしまいます。

22

「しっかり食べる」がたいせつな理由

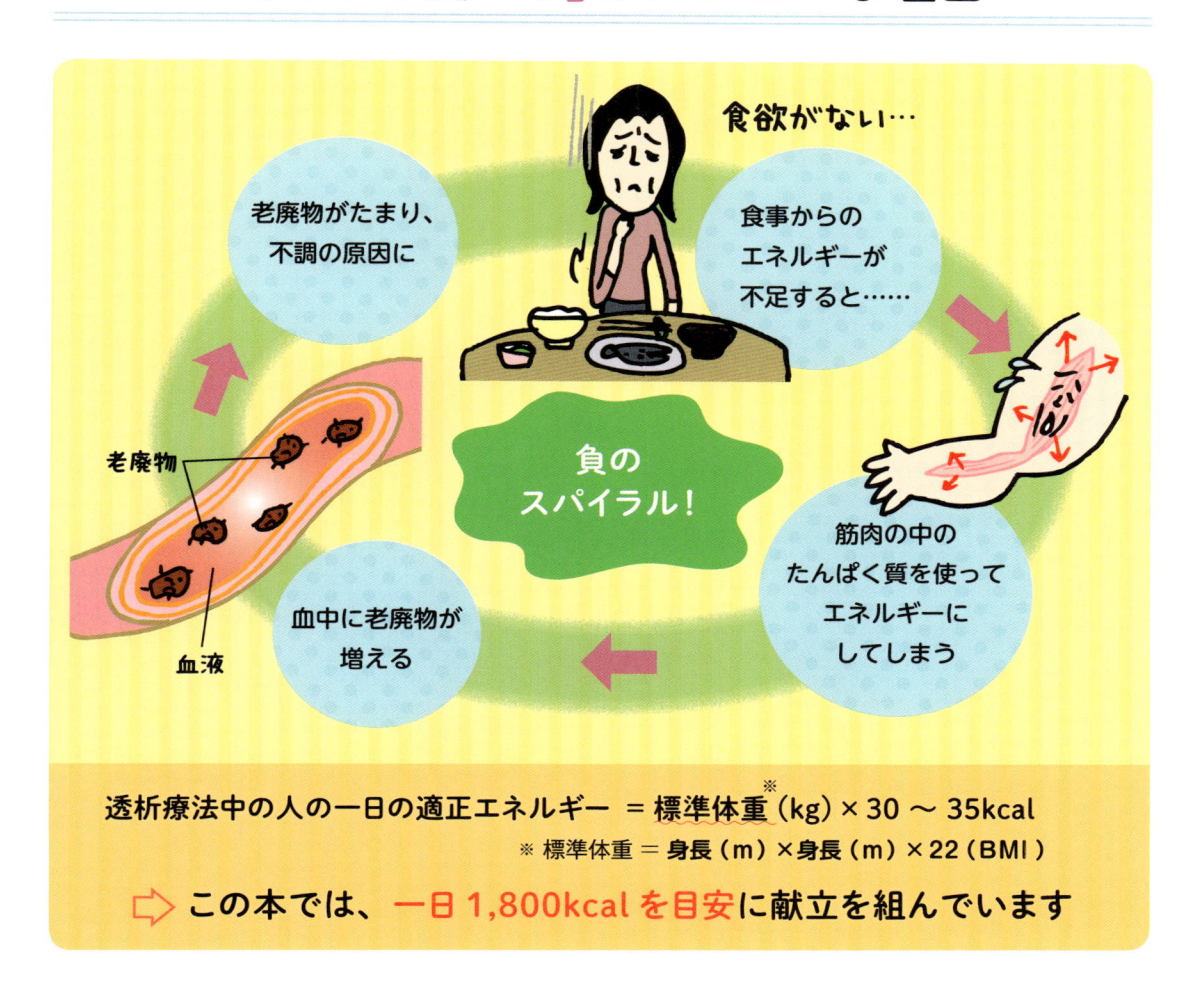

食欲がない…

- 老廃物がたまり、不調の原因に
- 食事からのエネルギーが不足すると……
- 筋肉の中のたんぱく質を使ってエネルギーにしてしまう
- 血中に老廃物が増える

負のスパイラル！

老廃物／血液

透析療法中の人の一日の適正エネルギー ＝ 標準体重※（kg）× 30 〜 35kcal

※ 標準体重 ＝ 身長（m）× 身長（m）× 22（BMI）

⇨ この本では、一日1,800kcalを目安に献立を組んでいます

エネルギーとたんぱく質は適量を

たんぱく質を厳しく制限する食事療法に慣れていた人にとって、「食べない」から「食べる」への切りかえはなかなかむずかしいかもしれません。しかし、食事からのエネルギーが不足してしまうと、身体の筋肉を構成するたんぱく質を分解してエネルギー源にするため、やせたり筋力が低下したりして、身体に負担がかかります。また、たんぱく質を分解したゴミである老廃物が体内に蓄積され、腎不全の症状が悪化することにもつながります。しっかり食べて充分なエネルギーを摂取しましょう。

透析治療中の患者さんは、血中のカリウムやリンが増えてしまうことを気にするかたが多いのですが、カリウムやリンはmg単位での制限になるため、極めて複雑です。一度にすべて制限しようとするのではなく、まずは食塩の制限と、エネルギーとたんぱく質を適量に調節することから始めましょう。

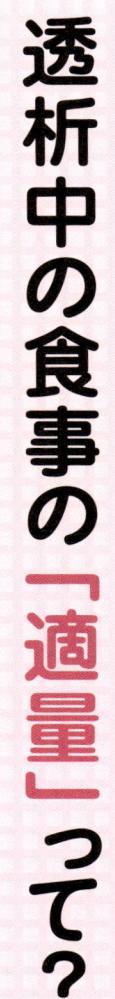

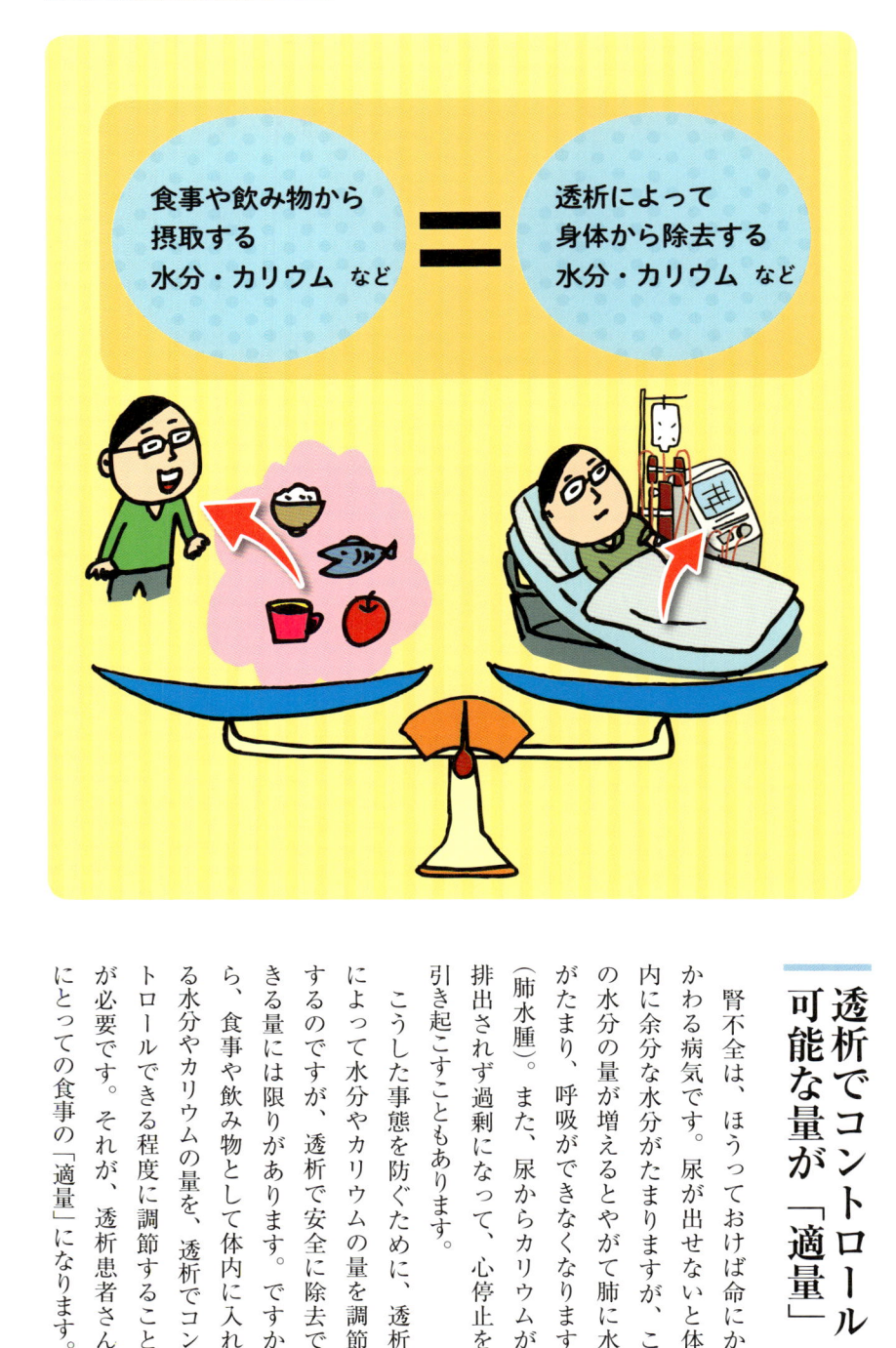

食事の
ポイント

2

透析中の食事の「適量」って？

透析で除去する分をしっかり食べる

食事や飲み物から摂取する水分・カリウムなど ＝ 透析によって身体から除去する水分・カリウムなど

透析でコントロール可能な量が「適量」

腎不全は、ほうっておけば命にかかわる病気です。尿が出せないと体内に余分な水分がたまりますが、この水分の量が増えるとやがて肺に水がたまり、呼吸ができなくなります（肺水腫）。また、尿からカリウムが排出されず過剰になって、心停止を引き起こすこともあります。

こうした事態を防ぐために、透析によって水分やカリウムの量を調節するのですが、透析で安全に除去できる量には限りがあります。ですから、食事や飲み物として体内に入れる水分やカリウムの量を、透析でコントロールできる程度に調節することが必要です。それが、透析患者さんにとっての食事の「適量」になります。

24

透析中や腎移植後の食事の「適量」

	腎臓病保存期 （透析前）	血液透析 （週3回）	腹膜透析	腎移植後
エネルギー	1800kcal （標準体重 1kg あたり 25〜35kcal）	1800kcal （標準体重 1kg あたり 30〜35kcal）	1800kcal （標準体重 1kg あたり 30〜35kcal）	1800kcal （標準体重 1kg あたり 30〜35kcal）
食塩	6g 未満	6g 未満	6g 未満	6g 未満
たんぱく質	40g 前後 （標準体重 1kg あたり 0.6〜0.8g （腎機能による））	60g 前後 （標準体重 1kg あたり 0.9〜1.2g）	60g 前後 （標準体重 1kg あたり 0.9〜1.2g）	50g 前後 （標準体重 1kg あたり 0.8〜1.0g （腎機能による））
カリウム	1500mg 以下	2000mg 以下	制限なし	2000mg 以下
リン	たんぱく質制限により 自然に減少	900mg 以下	900mg 以下	たんぱく質制限により 自然に減少

極端に食べないのも、食べすぎるのもNG

これまでも腎臓病の食事療法にとり組んできた人の場合、透析が始まると食事の「適量」は、ぐっと増えることになります。「食べてはいけない」という思い込みは捨てましょう。

一方、腎臓が悪いという自覚がないままに腎不全が進み、突然透析を始めることになった人では、逆に食事の量や塩分量を減らす場合がほとんどです。これまでと同じ量を食べ続けると、透析時の身体への負担が大きくなったり、透析によるコントロールが間に合わず、さまざまな合併症を招いたりする恐れもあります。

食事療法のビギナーであるこのようなタイプの人は、まず食塩を減らすことからとり組んでください。また、たんぱく質をとりすぎていることも多いので、この本のレシピを参考に肉や魚の量を見直してみましょう。たんぱく質を適量に調節すると、それに含まれるカリウムやリンも適量に近づけることができます。

食事のポイント 3

食塩一日6gを目安に減塩を

食塩制限はなぜ必要？

- むくんで
- パンパン
- 食塩と水分が結びついて体内にたまる
- ぎゅうぎゅうぎゅう
- ごめんよ　ボクが尿をちゃんと作り出せないから
- その結果……
- **血圧が上がり、心不全のおそれも！！**

食塩をとりすぎると、身体に水がたまる

食塩は身体の中で水分と結びつきます。食塩をたくさん摂取するとのどが渇くのは、摂取した食塩に応じた水分が必要になるためです。

とりすぎた食塩は、本来、尿によって身体から出されますが、腎不全で尿が出せないと体内にたまります。そして、たまった食塩の量に応じた水分が身体に残り、むくみや心不全、肺水腫などの原因となります。過剰な食塩と水分は透析で除去しますが、1回の透析での除去量が多くなるほど、心臓や血管への負担は増します。

人間の味覚は塩と油をおいしいと感じやすいので、食塩の制限はむかしいものですが、身体に水分をためないためにも、減塩は重要です。

おいしく減塩するコツ

1 だし
こんぶやカツオ節や煮干しでだしをとり、うま味をきかせましょう。ただし、市販のだしの素には塩分が含まれているので、使いすぎに注意。

2 香辛料・香味野菜
カレー粉やこしょうなどのスパイス、にんにく、ねぎ、しそなどの香味野菜で、味にアクセントを。香ばしいごまやピーナッツもおすすめ。

3 酢・レモン
酸味をきかせたさっぱりとした味つけも、減塩の味方です。酸味のきいたあえ物などが1品あると、献立にも変化がつきます。

食塩1gってどのくらい?

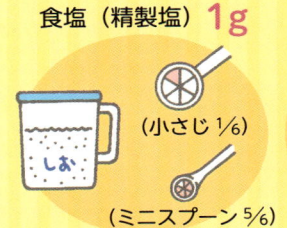

- 食塩(精製塩) 1g (小さじ1/6)(ミニスプーン5/6)
- 濃い口しょうゆ 7g (小さじ1強)
- みそ 8g (小さじ1 1/3)
- ウスターソース 12g (小さじ2)
- 和風だし 1.5g (小さじ1/2)
- コンソメ 1.2g (小さじ2/5)
- トマトケチャップ 30g (大さじ2)

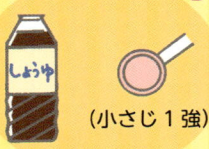

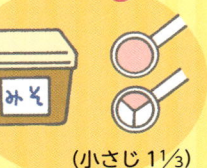

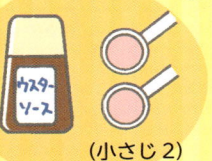

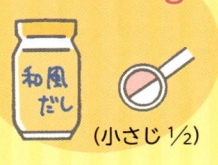

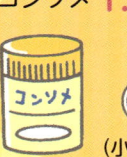

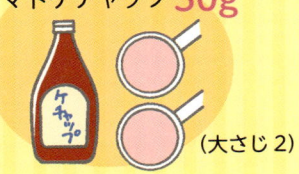

うま味、香り、酸味をじょうずに活用

腎不全で透析治療をしている人は、食塩を一日6gまで制限します。厳しい数字ですが、うす味にはだれでもかならず慣れるものです。少しずつ舌を慣れさせていきましょう。「1食2g未満」を目安として覚えておくと、調整しやすくなります。

減塩とおいしさを両立するには、塩味以外のうま味、香り、酸味がカギになります。しっかりとっただしを使うと、料理が風味豊かに仕上がります。香辛料・香味野菜の香り、酢・レモンの酸味もじょうずに使い、味つけにアクセントをつけましょう。

しょうゆやみそなどを減塩調味料(55ページ)にするのも一つの方法です。食塩の多い食品も意識しましょう。ウインナーやさつま揚げなどの加工品は一日1個以内にする、塩ザケや干物はやめて生の魚を調理する、漬物やつくだ煮を、のりやふりかけ、低塩の手作りピクルスなどに変えるといったくふうでも減塩が可能です。

食事のポイント 4

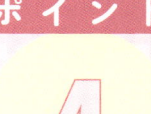

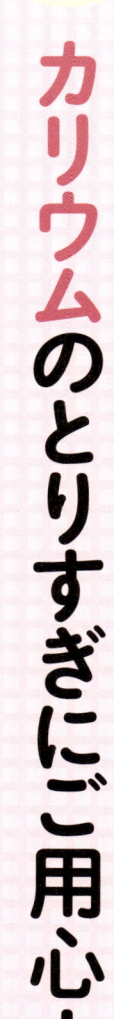

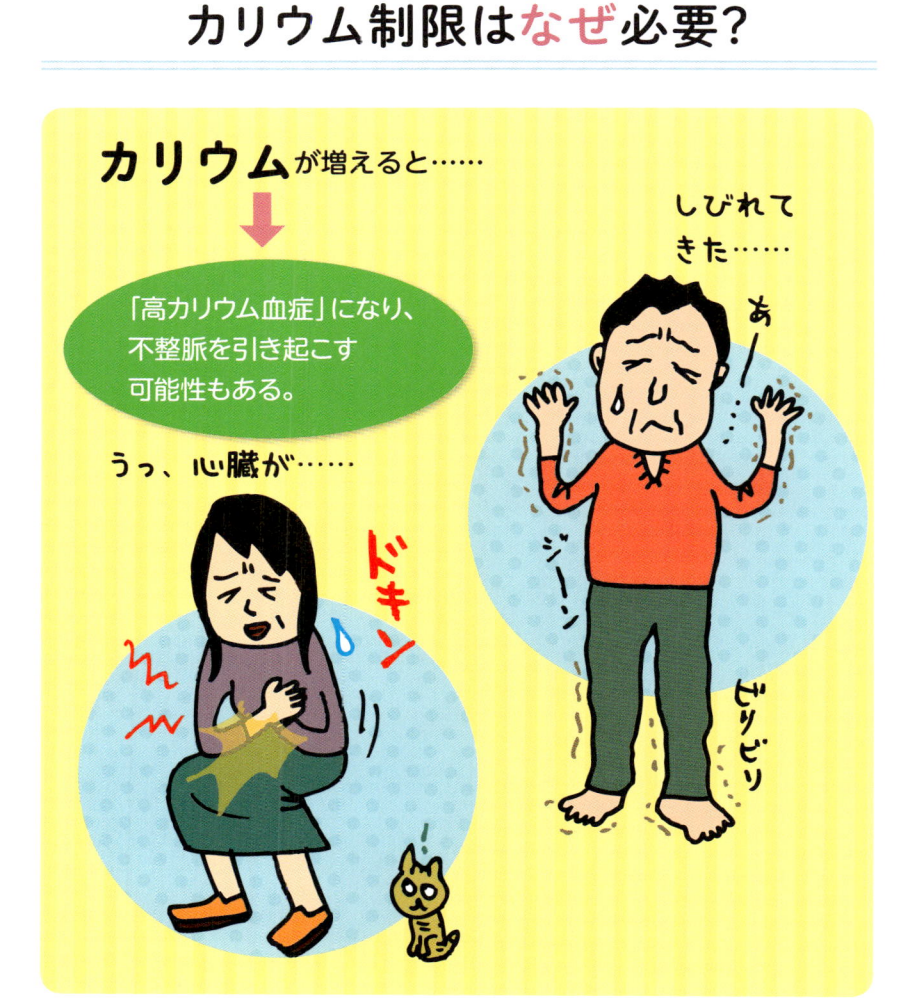

カリウムのとりすぎにご用心！

カリウム制限はなぜ必要？

カリウムが増えると……

「高カリウム血症」になり、不整脈を引き起こす可能性もある。

しびれてきた……

うっ、心臓が……

不整脈の原因となり、命にかかわる場合も

腎不全になると、余分なミネラルを身体から出すことができなくなります。透析療法中、特に問題となるのがカリウムです。

カリウムは筋肉の収縮に関与するミネラルで、体内にたまりすぎると、筋肉がマヒします。最初は両手足がしびれるくらいですが、さらにたくさんたまると、心臓の筋肉がマヒし、命にかかわる不整脈を引き起こすこともあります。

多くの人が「健康のために野菜やくだものをたくさんとらなければ」と思っていますが、生の野菜やくだものはカリウムを多く含むため、腎不全の人はむしろ食べすぎないように注意が必要です。

カリウムを減らす調理のくふう

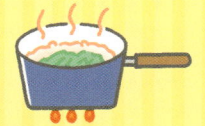

1 加熱調理の場合は下ゆでする
いためる、揚げる、煮るなどの調理の前に、切った食材をたっぷりの湯でゆでます。

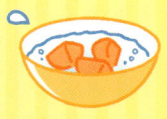

2 生で食べる場合は水にさらす
ボールにたっぷりの水を張り、切った食材を入れて10分以上おきます。

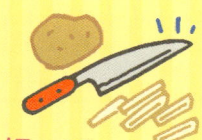

3 細かく切って表面積を増やす
ゆでたりさらしたりしたさいに、切断面からカリウムが流れ出やすくなります。

point!
- カリウムがとけ出たゆで汁やさらした水は捨てる。
- キャベツやほうれん草などの葉野菜は、ゆでたあと水に浸して冷まして水けを絞る。
- 長時間水にさらす場合は途中で水をかえる。
- ざるにとり、しっかりと水けをきる。

カリウムの多い食品群
※98〜99ページ「カリウム含有量別分類表」も参照。

肉・魚
部位や種類による差はあるが、食べすぎないことが大事。

芋
全体的にカリウム多め。食べるのは少量に。冷凍食品は比較的少ない。

野菜
カリウムを減らす下ごしらえを。生野菜よりゆで野菜がおすすめ。

くだもの
缶詰めはカリウム少なめだが、シロップにカリウムが多い。

食べすぎに注意し、調理法でカリウム減

生の野菜やくだものだけでなく、肉や魚も、じつはカリウムを多く含んでいます。肉や魚には、リン（30〜31ページ）も多いのですが、たんぱく質が適量になるように肉や魚の量を調整すれば、カリウムとリンの摂取量をある程度おさえることができます。

カリウムは水にとけやすい性質をもっているので、野菜や芋類は調理の始めに下ゆでしたり、水にさらしたりすることで、摂取するカリウムの量を減らすことが可能です。アクの強い食材では、同時にアクも除かれて、おいしく仕上がります。

上に挙げた食品群以外にも、カリウムはほとんどの食品に含まれています。しかし、「あれもダメ、これもダメ」と考える必要はありません。同じ食材ばかりを続けて食べないこと、特にカリウムの多い食材を大量に食べすぎないことを心がけ、変化に富んだ食事を楽しみましょう。

食事の
ポイント

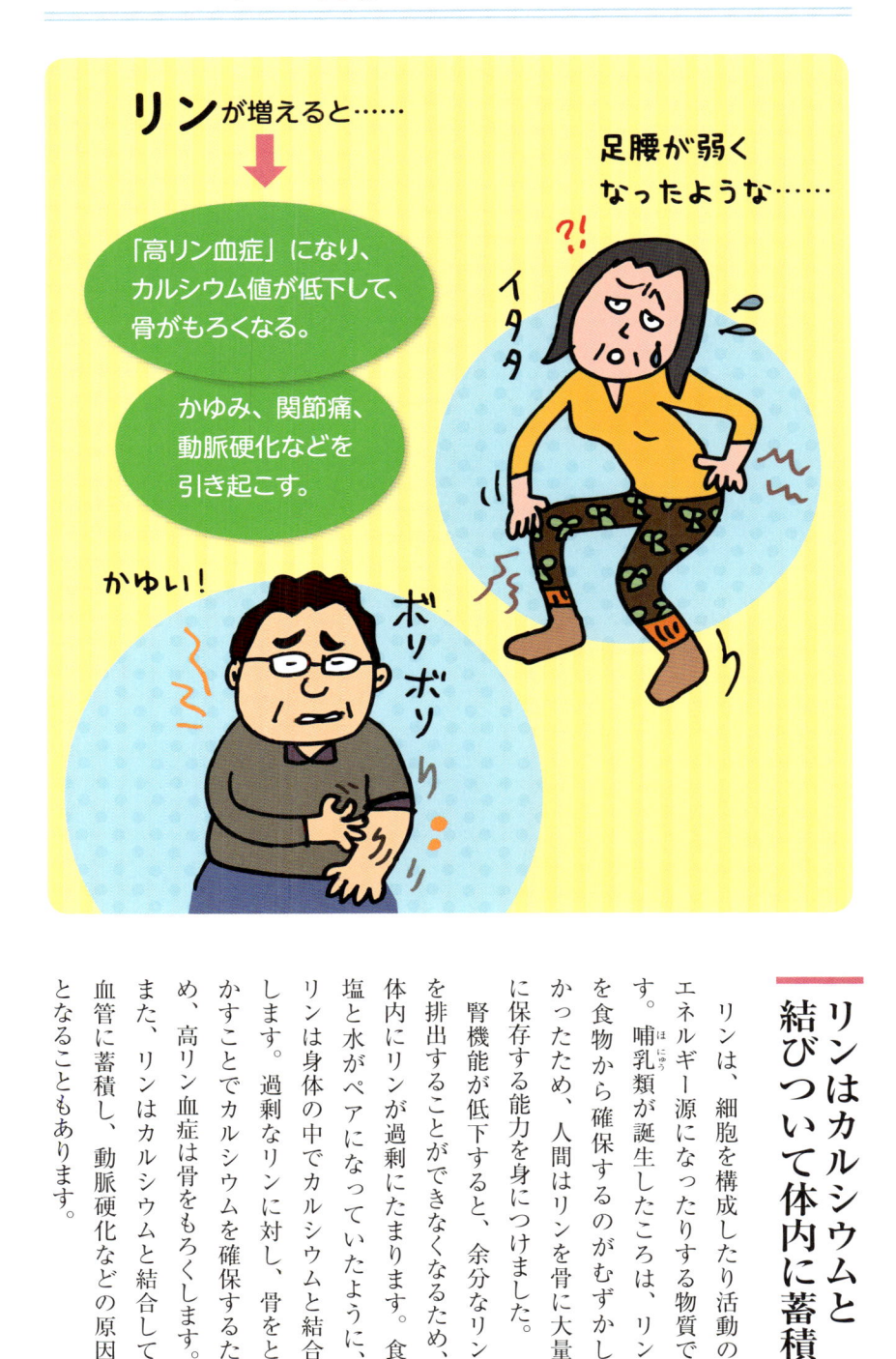

5 リン制限はここがポイント！

リン制限はなぜ必要？

リンが増えると……

「高リン血症」になり、カルシウム値が低下して、骨がもろくなる。

かゆみ、関節痛、動脈硬化などを引き起こす。

足腰が弱くなったような……

イタタ

かゆい！

ボリボリ

リンはカルシウムと結びついて体内に蓄積

リンは、細胞を構成したり活動のエネルギー源になったりする物質です。哺乳類(ほにゅう)が誕生したころは、リンを食物から確保するのがむずかしかったため、人間はリンを骨に大量に保存する能力を身につけました。

腎機能が低下すると、余分なリンを排出することができなくなるため、体内にリンが過剰にたまります。食塩と水がペアになっていたように、リンは身体の中でカルシウムと結合します。過剰なリンに対し、骨をとかすことでカルシウムを確保するため、高リン血症は骨をもろくします。また、リンはカルシウムと結合して血管に蓄積し、動脈硬化などの原因となることもあります。

30

たんぱく質が多い食品にはリンも多い！

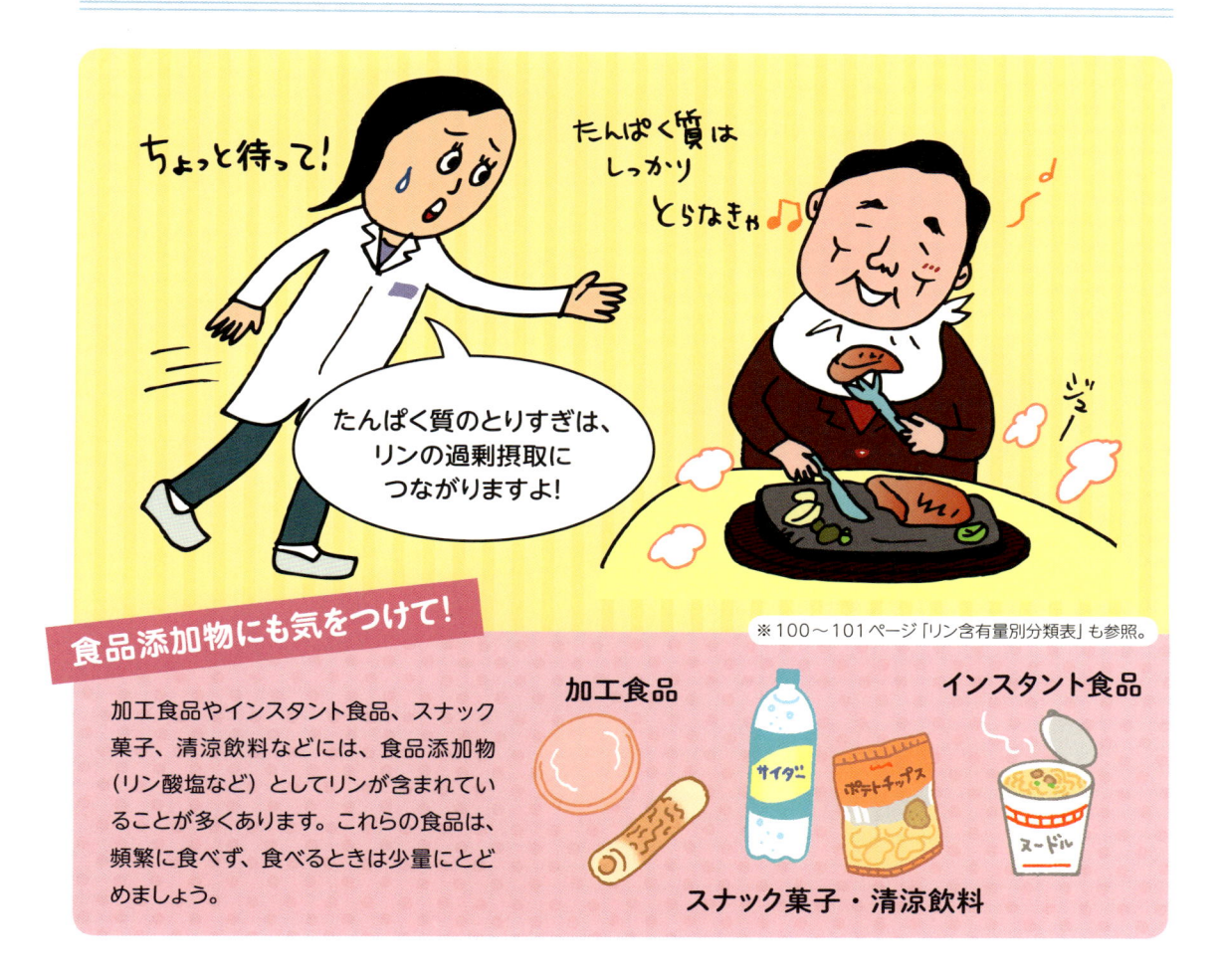

ちょっと待って！

たんぱく質はしっかりとらなきゃ♪

たんぱく質のとりすぎは、リンの過剰摂取につながりますよ！

食品添加物にも気をつけて！

加工食品やインスタント食品、スナック菓子、清涼飲料などには、食品添加物（リン酸塩など）としてリンが含まれていることが多くあります。これらの食品は、頻繁に食べず、食べるときは少量にとどめましょう。

※100〜101ページ「リン含有量別分類表」も参照。

加工食品

スナック菓子・清涼飲料

インスタント食品

リンとたんぱく質は深い関係がある

リンは植物にはあまり含まれておらず、自然界に鉱石として存在するほかは、おもに動物の身体に蓄積されています。ですから、たんぱく質を摂取するために肉や魚を食べると、同時にリンも摂取することになるのです。

透析患者さんにとってたんぱく質を摂取するのはたいせつなことですが、リンのとりすぎは禁物です。食材によって、たんぱく質に対するリンの割合は異なります。同じ魚でも、ブリやサンマはリンが比較的少なく、シシャモやシラス干しはリンが多いように、細かくて非常に覚えにくいため、管理栄養士にこまめに相談してください（100〜101ページも参照）。

リンやカリウムの制限は、たいへん複雑でむずかしいものです。できるところまで食事に気をつけてみて、それでも過剰になってしまうときは、医師に相談して、薬でコントロールしてもらうのがよいでしょう。

食事のポイント 6

外食・中食とのつき合い方

注文とメニュー選びのコツ！

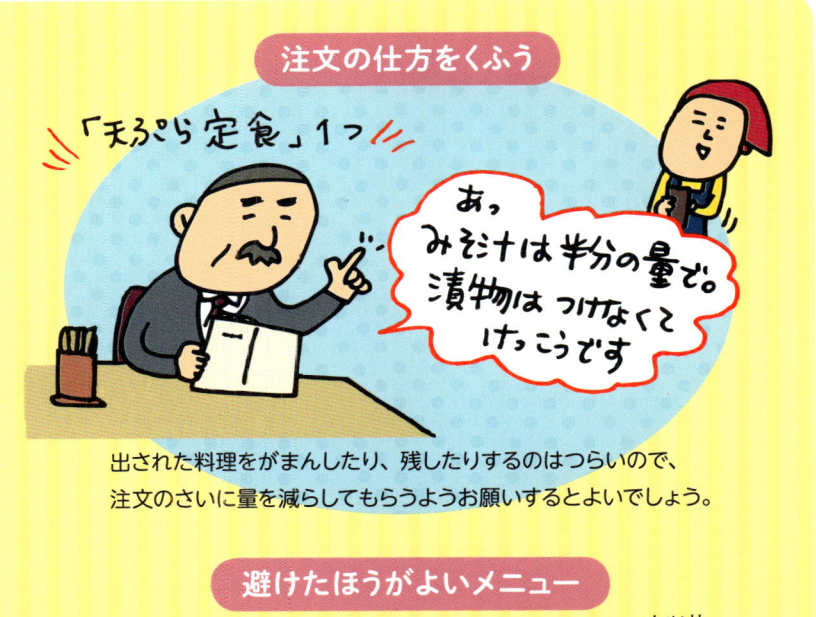

注文の仕方をくふう

「天ぷら定食」1つ

あ、みそ汁は半分の量で。漬物はつけなくてけっこうです

出された料理をがまんしたり、残したりするのはつらいので、注文のさいに量を減らしてもらうようお願いするとよいでしょう。

避けたほうがよいメニュー

- **味の濃い丼物**
  定食にすれば、調味料の量を自分で調節できる。
- **めん類**
  食べる場合は汁を飲まず、めんと具だけを食べる。
- **チーズや生クリームなどの乳製品、卵を使った料理**
  意外にたんぱく質が多く、リンも多め。

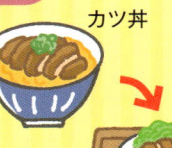

カツ丼 → 豚カツ定食

控えるべき食品を頭に入れて選ぶ

「毎日3食とも完璧に！」と思いつめると食事療法は長続きしません。たまには家族や友人と外食を楽しんだり、できあいの総菜や冷凍食品を利用した「中食」で息抜きをしたりして、無理なく続けましょう。

外食でも中食でも、食べてよいもの、避けたほうがよいものを知っておくと役に立ちます。カリウムやリンの多い食品を覚え、それらを控えるように心がけましょう（98〜101ページ「カリウム含有量別分類表」「リン含有量別分類表」を参照）。

食事の量や味つけは、この本の献立を基準に考えてみてください。外食は味つけが濃く、肉や魚の量が意外に多いことがわかります。

食べ方のくふうで減塩

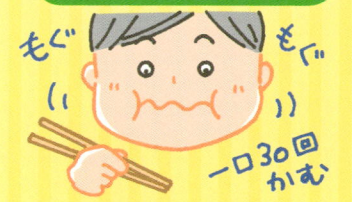

よくかんで、しっかり味わう
よくかんで食べ、素材の味をしっかり味わうと、食塩少なめでも満足できます。意識してかむ回数を増やしましょう。

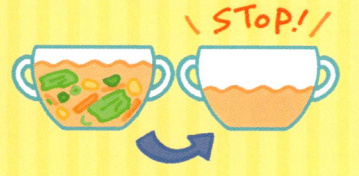

スープや汁物は味み程度に
スープや煮汁には、食塩が多いうえに、野菜などのカリウムもとけ出ています。汁を飲むなら半量まで。味をみる程度にとどめることをおすすめします。

しょうゆ、ソースはかけずにつける
しょうゆやソースは料理に直接かけず、皿に出して少量をつけると減塩できます。焼き魚には塩がふってあるので、しょうゆをかけずに食べましょう。

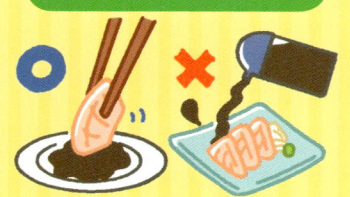

栄養成分表示をチェック！

外食や中食をするときは、メニューやパッケージの栄養成分表示を確認しましょう。食塩相当量の表示がない場合は、下の計算式でナトリウム量から食塩の量を算出することができます。(ナトリウムはmg表記とg表記があるので要確認)

$$ナトリウム量(mg) \times 2.54 \div 1000 = 食塩相当量(g)$$

チーズ1個(15g)あたりの 栄養成分

エネルギー	51kcal
たんぱく質	3.4g
脂質	3.9g
炭水化物	0.2g
ナトリウム	165mg
<食塩相当量 0.42g>	
カルシウム	95mg

食べる量や前後の食事で調整を

メニューやパッケージに栄養成分が表示されている場合は、たんぱく質や食塩の量をチェックして料理を選びます。日ごろから栄養成分に注目していると、食べてもよい料理、避けるべき料理がだんだんとわかってくるはずです。

また、外食するさいは注文時に、食塩の多いみそ汁や漬物は半分の量にしてもらうようお願いしたり、断ったりすると、食べずにがまんするストレスが軽減されます。

腎不全の治療中、「絶対に食べてはいけないもの」はありません。控えたほうがよいとされている料理をどうしても食べたいときは、食べる量や前後の食事をうまく調整して、自分の「食べたい気持ち」とじょうずに折り合いをつけましょう。

また、71ページで紹介するようなたんぱく質調整食品を利用するのも一つの方法です。栄養成分が調整されているので安心して食べられます。

教えて！ 透析・腎移植 Q&A

透析治療や腎移植について、患者さんからよくいただく質問に、くわしくお答えいたします。

Q1

仕事をしているため、日中は透析を受けられません。夜間に血液透析治療を受けることは可能でしょうか？

A 施設によっては午後6時以降に透析時間を設けているところもあります。時間を優先すると、場所などほかの条件について少し妥協しなくてはいけないかもしれませんが、生活の中でなにを優先するかよく考えて施設を選択してください。もちろん、途中で施設を変更することもできます。数は少ないですが、深夜に透析を始めて翌朝までの睡眠中に行うオーバーナイト透析をする施設もあります。自宅で本人と家族で透析を行う家庭透析（在宅血液透析）も可能です。残業などで透析ができないことがあると命にかかわりますので、きちんと継続できる環境を作れるよう、医療スタッフや勤務先とよく相談してください。

Q2

透析治療を続けるさいの治療費が心配です。血液透析と腹膜透析の治療費は同じなのでしょうか？ また、腎移植は保険がきくのでしょうか？

A 血液透析、腹膜透析ともに医療保険ならびに公費負担医療制度で医療費が援助されるので、安心して透析治療を受けることができます。特定疾病療養受療証と身体障害者手帳の取得手続きなどを行えば、医療費の自己負担はほとんどありません。腎移植も手術時に数万円かかるほかは同じです。生体腎移植で腎臓を提供してくれる人の医療費にも、腎臓を提供してもらう人の医療保険が使用できます。必要な手続きは医療機関に相談しましょう。

Q3

血液透析治療中でも、旅先に透析施設があれば旅行ができると聞いたのですが、国内だけでなく海外旅行も可能でしょうか？ 透析治療中でも旅行に行ける方法を知りたいです。

A 海外の施設でも、事前に予約をして、診療情報を記載した書類を提出すれば、透析治療は可能です。情報がしっかり伝わっていれば治療の内容は同じなので、言葉の問題もそれほどたいへんではないと思います。診療情報を外国語で記載するのは医療スタッフにとっても時間がかかるので、できるだけ早めに準備を始めてください。費用は一時的に支払って帰国後に還付を受けることが多いようです。透析患者向けの海外ツアーなども企画されているようですので、透析施設のスタッフに相談してみてください。

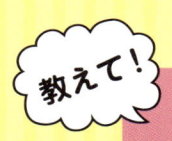

Q4

透析施設が家から遠く、通うのがたいへんなので、血液透析の回数を現在の週3回から週2回に減らしたいです。可能でしょうか？

A 血液透析の回数は、通院や仕事といった社会的な条件だけで決められるものではなく、医学的な条件によって決定します。尿量が充分あるかたなら週2回で管理できることもありますが、3回で継続しているかたを2回に戻すことはきわめてまれです。医学的な条件をもう一度確認する意味でも、主治医の先生にご相談ください。

Q5

33歳女性です。2年前より腹膜透析治療をしています。今年結婚予定なのですが、透析治療をしながらの妊娠・出産のリスクを教えてください。

A 妊娠後期におなかが大きくなると腹膜透析の継続はむずかしくなることが多いので、血液透析に移行することになるかもしれません。血液透析では体液の増減が急激なため、流産の可能性は高くなります。また、出産のさいに出血が止まりにくくなる可能性があります。胎児に悪影響を与えるおそれのある薬剤も使用できなくなりますので、妊娠を希望されるさいは主治医にはっきりと申し出てください。妊娠したあとは、産科医と透析医が連携できる環境が整った大きな病院で管理したほうがよいでしょう。

Q6

血液透析の治療の行き帰りに、車を運転しても問題ないでしょうか。治療後に運転に支障の出る副作用などはありますか？

A 自分で運転して通院するかたもいらっしゃいますので、運転自体は問題ないと思います。透析後に血圧が低下するようなかたは、ひどいときには意識が消失することもあるので、避けたほうがよいでしょう。また、透析前に血圧が上がったり息苦しくなるような経験があるかたは、安全な運転ができない可能性がありますから避けたほうがよいと思います。普段の透析の状況から判断しますので、医療スタッフに相談してください。

Q7

食事での塩分は控えることができるのですが、お酒やタバコががまんできません。透析治療への弊害はありますか？

A お酒そのものは全体の制限の中で楽しんでもらってもよいと思いますが、おつまみには食塩が多く含まれているものが多いので充分注意してください。タバコは血管を傷つけますので、毎回の透析で血圧が低下したり、下肢が痛くなったりする原因となります。また、長期的にも心筋梗塞や脳卒中の危険が高まります。原則的には禁煙をおすすめしています。

Q10

透析を始めてから慢性的な便秘に悩まされています。便秘を解消するにはどうしたらよいでしょうか？

A 便秘を訴える透析患者さんは非常に多いです。便はもともと水分と混じることでやわらかくなって排便しやすくなるのですが、透析患者では安全のために身体の水分を少なめに設定することが多く、そのせいで便がかたくなることが原因の一つです。食物繊維は野菜や芋類に多いのですが、カリウム制限との兼ね合いでとりにくいですし、下剤もだんだん効かなくなることが多いようです。腹痛や吐きけがない限りは毎日排便がなくても心配ありませんので、主治医の先生と相談してじょうずな下剤の使い方を見つけてください。

Q11

小児の腎不全の場合、透析治療よりも腎移植が優先なのは本当ですか？　手術のリスクを考えると不安です。

A 血液透析でも腹膜透析でも食事療法を併用しますが、小児の場合は食事療法が成長や発達の妨げになる可能性があります。また、透析治療にかかる時間のために通常の学校生活を送れなくなる可能性もあります。医学的にも社会的にも腎移植を第一に考えたほうがよいと思いますが、個々の生活に合わせた選択が最もたいせつなので、主治医の先生と納得いくまで相談されることをおすすめします。

Q8

透析治療をしていると見た目でわかるのでしょうか？　血液透析のシャントや腹膜透析のカテーテルは洋服の上からもわかりますか？

A 血液透析のシャントは、長袖のシャツであればそれほど目立たないと思います。手術のあとはほとんどわかりませんが、人によっては予想以上に血管が太くなったり、こぶのようにふくらんだりすることがあります。腹膜透析のカテーテルは、体外に出る部分が約30cmありますが電源コードくらいの太さで自在に曲がりますので、洋服を着ていればわかりません。

Q9

透析当日は入浴してはいけないといわれましたが、なぜですか？　シャワーだけでもだめでしょうか？　それ以外の日は普通に入浴してよいのですか？

A 入浴に制限があるのは血液透析の場合ですが、その理由は、治療のさいにシャント血管に太い針を刺すためです。透析に使う針は採血や予防接種に使うものに比べてずっと太いので、皮膚や血管に開いた穴がふさがるのに時間がかかります。出血が止まっても穴が完全にふさがっているわけではないので、そこから皮膚や浴槽にいる細菌が体内に入りやすくなります。透析中の患者さんは免疫も弱くなっているので、細菌が一度身体に入るとやっかいです。絶対にだめというわけではありませんが、透析後はシャワーも避けたほうが賢明です。非透析日や透析前は、入浴してもだいじょうぶです。

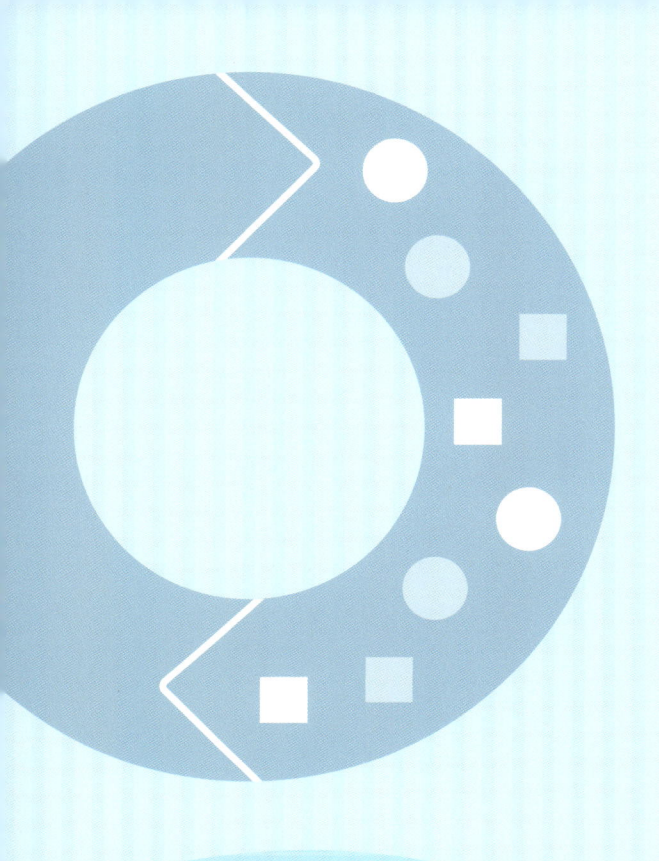

PART 2

透析治療中・腎移植後の食事

透析治療中の食事でたいせつなことは、
透析で除去する分と釣り合いのとれた適切な量をきちんと食べることです。
腎移植後の人は、移植した腎臓に負担をかけない食事を心がけましょう。
どちらにも共通して必要なのは、塩分を控え、たんぱく質の量を調整することです。
加えて、透析治療中の人は、ナトリウムやリンの制限にもとり組むことになります。
たいへんそうに思われますが、むずかしく考えず、まずはこの本の献立を参考にして、
食事の適切な量と、塩分を控えた味つけを身体で覚えることから始めてみてください。

※本書に掲載の献立は、各食事療法の栄養摂取量の目安の数値に、ほぼ合うように組み合わせたものです。

透析治療中の食事のポイント！

塩分制限が最優先。次に、適量のエネルギーとたんぱく質をしっかりとることが大事。

まずいちばんにとり組むべきは、減塩です。食塩をとりすぎると身体に水分をため込むことになり、血液透析をしている人は、治療による身体への負担が重くなってしまいます。透析をするからといって油断せず、うす味を心がけてください。

次に優先されるのは、必要なエネルギーをきちんととることです。特に高齢の人は食が細くなりがちですが、栄養不足の状態が続くと、体力が落ちたり、ほかの病気にかかりやすくなったりするおそれもあります。場合によってはエネルギー補給食品（63ページ）なども利用するとよいでしょう。逆に、食事療法に初めてとり組む人は、食べすぎに気をつける必要があります。食べたものをメモするなどして、自分の食事を一度見直してみるとよいでしょう。

たんぱく質は、多くとりすぎるとカリウムやリンの過剰摂取につながりやすいのですが、必要以上に減らす必要はありません。適切な量を食べることが大事です。

カリウムやリンについては、ある程度食事を改善しても数値が上がってしまうようなら、薬でコントロールする方法もあります。医師に相談してみてください。

	血液透析（週3回）	腹膜透析
エネルギー	1800kcal （標準体重1kgあたり 30〜35kcal）	1800kcal （標準体重1kgあたり 30〜35kcal）
食塩	6g未満	6g未満
たんぱく質	60g前後 （標準体重1kgあたり 0.9〜1.2g）	60g前後 （標準体重1kgあたり 0.9〜1.2g）
カリウム	2000mg以下	制限なし
リン	900mg以下	900mg以下

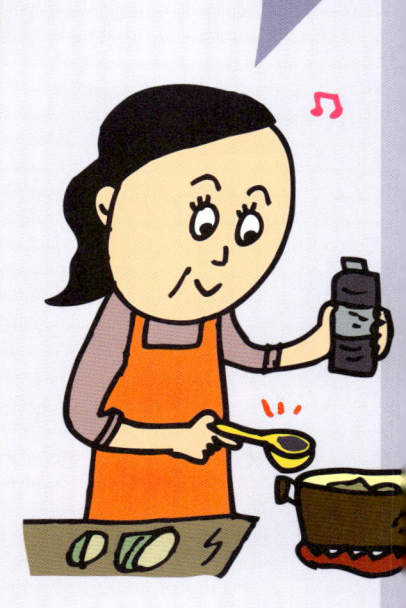

副菜・汁物のポイント

野菜はゆでたり水にさらしたりしてカリウムを減らしましょう。カリウムの多いきのこや海藻は、少量にとどめます。しらたき、こんにゃく、はるさめは、カリウムやリンが少なく、食物繊維もとれるので、副菜にじょうずに活用しましょう。汁物は、一日1食にし、汁を半量にするなどして減塩しましょう。

主食のポイント

ごはんやパン、めん類などの主食は、たいせつなエネルギー源です。ごはんは1食180g程度、パンは1食80〜90g程度を目安に、朝昼夕ともしっかり食べましょう。標準体重（23ページ）によって一日に摂取するべきエネルギー量が異なるので、小柄な人や女性は、主食の量をやや少なく調節してください。

一日の食事の例

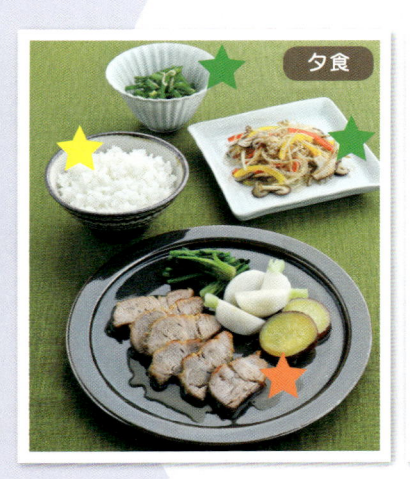

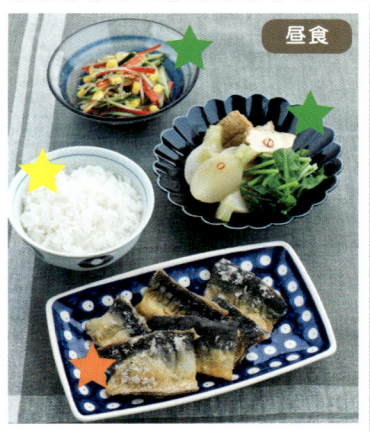

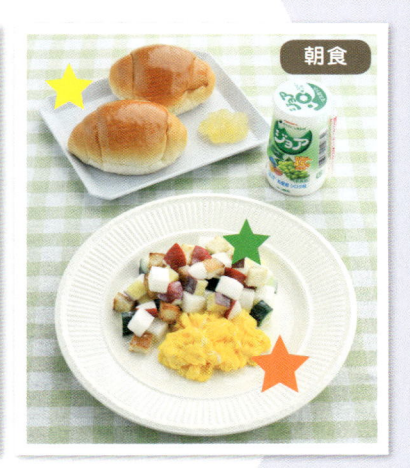

（★（黄）は主食、★（オレンジ）は主菜、★（緑）は副菜）

そのほかのポイント

くだものはカリウムが多いので、基本的に食べないようにしましょう。食べるなら一日60g以内が目安です。パンにつけるジャムや、フルーツ風味の乳酸菌飲料、果汁入り栄養補助飲料などを献立に適度にとり入れると、カリウムを控えながらくだものの甘味や風味を楽しむことができます。

主菜のポイント

肉や魚の1食分の目安量は60〜80gです。外食ではたんぱく質が多くなりがちなので、食べすぎた日はほかの食事でたんぱく質を減らすなど、くふうしましょう。朝食の主菜でよく使われるウインナーなどの加工食品や卵は、リンや塩分が気になりますが、少量なら食べてもかまいません。

透析治療中の食事

一日の目安 エネルギー1800kcal たんぱく質60g 塩分6g未満
カリウム2000mg以下 リン900mg以下

適量しっかり献立 1

1人分	エネルギー 514kcal	たんぱく質 17.7g	塩分 1.4g
	カリウム 547mg	リン 353mg	

朝食

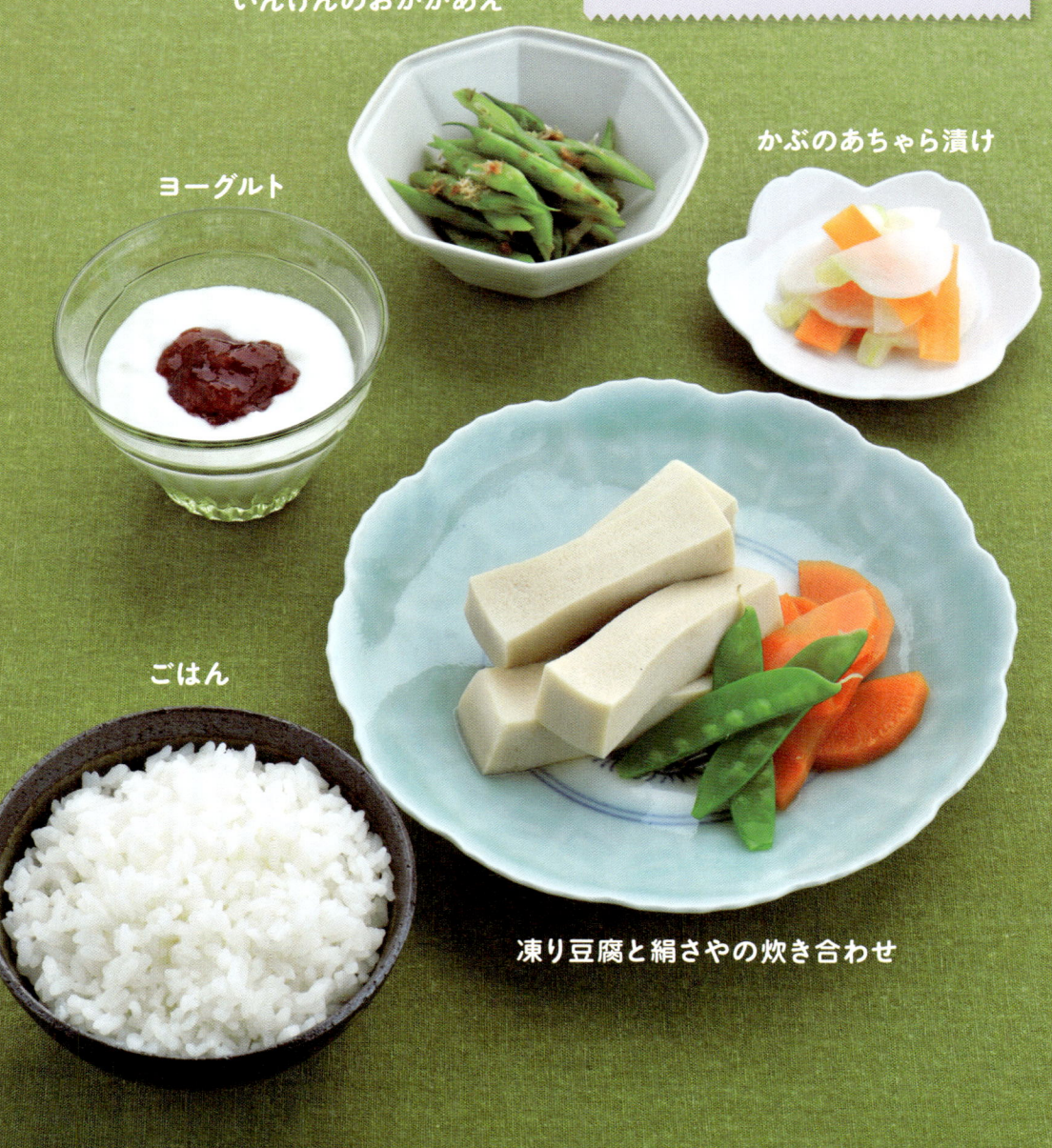

- いんげんのおかかあえ
- ヨーグルト
- かぶのあちゃら漬け
- ごはん
- 凍り豆腐と絹さやの炊き合わせ

RECIPE

透析治療中 朝 適量しっかり献立 ❶

いんげんのおかかあえ

1人分
エネルギー **12**kcal
たんぱく質 **1.2**g　塩分 **0.2**g
カリウム **114**mg　リン **21**mg

材料（1人分）
さやいんげん ……………… 6本(40g)
┌ しょうゆ ……………… 小さじ1/4(1.5g)
ⓐ 顆粒和風だし ……… ミニスプーン1/6(0.1g)
└ 削りガツオ ……………………… 少量

作り方
1 さやいんげんは筋を除き、斜めに3等分に切る。ゆでて湯をきる。
2 ⓐを混ぜ合わせて1をあえる。

ごはん

1人分
エネルギー **267**kcal
たんぱく質 **4.6**g　塩分 **0**g
カリウム **66**mg　リン **72**mg

1人分
ごはん ……………………………… 180g

ヨーグルト

1人分
エネルギー **104**kcal
たんぱく質 **3.6**g　塩分 **0.1**g
カリウム **178**mg　リン **101**mg

1人分
ヨーグルト（無糖）…………… 100g
いちごジャム ……… 小さじ2強(15g)

かぶのあちゃら漬け

1人分
エネルギー **27**kcal
たんぱく質 **0.2**g　塩分 **0.2**g
カリウム **112**mg　リン **11**mg

材料（4人分）
かぶ …………………………… 2個(160g)
にんじん ……………………… 1/6本(20g)
┌ ヘルシオ ……………… ミニスプーン1(1.2g)
ⓐ 砂糖 ………………… 大さじ1 3/4強(16g)
└ 酢 …………………………… 大さじ1弱(14g)

作り方
1 かぶは皮をむき、縦に薄切りにする。にんじんは短冊切りにする。
2 1をさっと下ゆでして湯をきり、さます。
3 ポリ袋に2とⓐを入れ、空気を抜いて口を閉じ、一晩漬け込む（ポリ袋の中に、なるべく空気が入らないようにする）。

凍り豆腐と絹さやの炊き合わせ

1人分
エネルギー **104**kcal
たんぱく質 **8.1**g　塩分 **0.9**g
カリウム **77**mg　リン **148**mg

材料（1人分）
凍り豆腐（乾）……………… 1個(15g)
さやえんどう ………………… 2～3枚(5g)
にんじん ……………………… 1/6本(20g)
┌ しょうゆ ……………… 小さじ2/3(4g)
│ 砂糖 …………………… 小さじ1/3(1g)
ⓐ みりん ………………… 小さじ1/2(3g)
│ 顆粒和風だし ……… ミニスプーン1/2(0.3g)
└ 水 ……………………………… 1/2カップ(100mℓ)

作り方
1 凍り豆腐は水につけてもどし、水けを絞って4等分に切る。
2 さやえんどうは筋を除く。にんじんは5㎜厚さの半月切りにする。
3 2を下ゆでして湯をきる。
4 なべにⓐを入れて火にかけ、1と3を加えて汁けがほぼなくなるまで煮る。

朝食の主菜には肉・魚以外の食材を活用

この献立で使っている凍り豆腐のほか、豆腐、厚揚げなどの豆製品は、主菜になるたんぱく質源の食材でありながら、肉や魚よりもカリウムやリンが少なめです。調理も手軽なので、朝食に活用するとよいでしょう。乳製品はリン制限のためには控えたほうがよい食材ですが、献立全体のバランスしだいで、たまにはヨーグルトを食べるのもOKです。

透析治療中の食事

一日の目安 エネルギー1800kcal たんぱく質60g 塩分6g未満
カリウム2000mg以下 リン900mg以下

適量しっかり献立 1

1人分	エネルギー 750kcal	たんぱく質 21.8g	塩分 1.9g
	カリウム 854mg		リン 291mg

昼食

ぜんまいのいため煮

温野菜サラダ

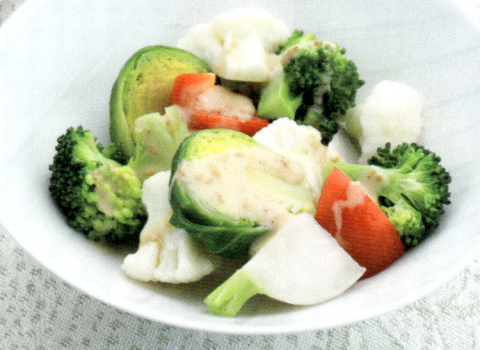

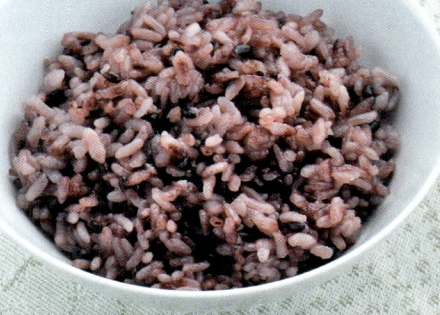

黒米入りごはん

牛肉と里芋の甘辛煮

RECIPE

透析治療中 昼 適量しっかり献立 ①

温野菜サラダ

1人分
エネルギー **80**kcal
たんぱく質 **2.7**g　塩分 **0.4**g
カリウム **257**mg　リン **47**mg

材料（1人分）
ブロッコリー……………………20g
カリフラワー……………………20g
芽キャベツ………………1〜2個（20g）
かぶ……………………………1/4個（20g）
パプリカ（赤）……………………5g
ヘルシオ……………ミニスプ1/6（0.2g）
ごまドレッシング（市販品）
　…………………………小さじ2（10g）

作り方
1. かぶは皮をむき、すべての野菜を一口大に切り、ゆでて湯をきる。ボールに野菜を合わせ、ヘルシオをふる。
2. 器に盛ってごまドレッシングをかける。

ぜんまいのいため煮

1人分
エネルギー **61**kcal
たんぱく質 **1.9**g　塩分 **0.4**g
カリウム **57**mg　リン **21**mg

材料（1人分）
ぜんまいの水煮…………………30g
にんじん…………………………10g
油揚げ……………………………5g
ⓐ ┌ 減塩しょうゆ……小さじ5/6（5g）
　├ 砂糖………………小さじ2/3（2g）
　└ 水…………………1/4カップ（50㎖）
サラダ油…………………小さじ1/2（2g）

作り方
1. ぜんまいは水けをきって4〜5㎝長さに切る。
2. にんじんは短冊切りにして下ゆでし、湯をきる。油揚げは1〜2分ゆでて油抜きをし、短冊切りにする。
3. なべに油を熱し、1と2を加えていためる。
4. ⓐを加え、汁けがなくなるまでいため煮にする。

牛肉と里芋の甘辛煮

1人分
エネルギー **341**kcal
たんぱく質 **12.6**g　塩分 **1.1**g
カリウム **474**mg　リン **151**mg

材料（1人分）
牛バラ薄切り肉…………………70g
冷凍里芋………………小4個（80g）
しらたき…………………………30g
ⓐ ┌ しょうゆ…………小さじ1 1/6（7g）
　├ 砂糖………………小さじ2/3（2g）
　├ みりん……………小さじ1/2（3g）
　└ 水…………………1/2カップ（100㎖）
小ねぎ……………………………1本（3g）

作り方
1. 牛肉は一口大に切る。しらたきは下ゆでして、食べやすい長さに切る。
2. なべにⓐを入れて火にかけ、凍ったままの里芋、1の牛肉としらたきを加え、ふたをして里芋がやわらかくなるまで煮る。
3. 器に盛り、小口切りにした小ねぎを散らす。

黒米入りごはん

1人分
エネルギー **268**kcal
たんぱく質 **4.6**g　塩分 **0**g
カリウム **66**mg　リン **72**mg

材料（4人分）
米………………………………250g
もち米…………………………30g
黒米……………………………20g
水……………………2カップ強（420㎖）

作り方
1. 前日に、もち米は洗ってたっぷりの水（分量外）に浸しておく。
2. 米は洗い、1のもち米と黒米を加えて分量の水に30分〜1時間浸してから、炊飯器で炊く。

冷凍里芋は調理が簡単でカリウムも少なめ！

里芋は皮をむいたりぬめりを除いたりする下処理がめんどうですが、冷凍里芋なら手間いらずです。しかも、カリウムの含有量は、生の里芋が100gあたり640㎎であるのに対して、冷凍里芋は340㎎とかなり少なくなっています。解凍せずそのまま煮るだけでよいので調理が簡単なうえに、冷凍品ならひもちもするので便利です。

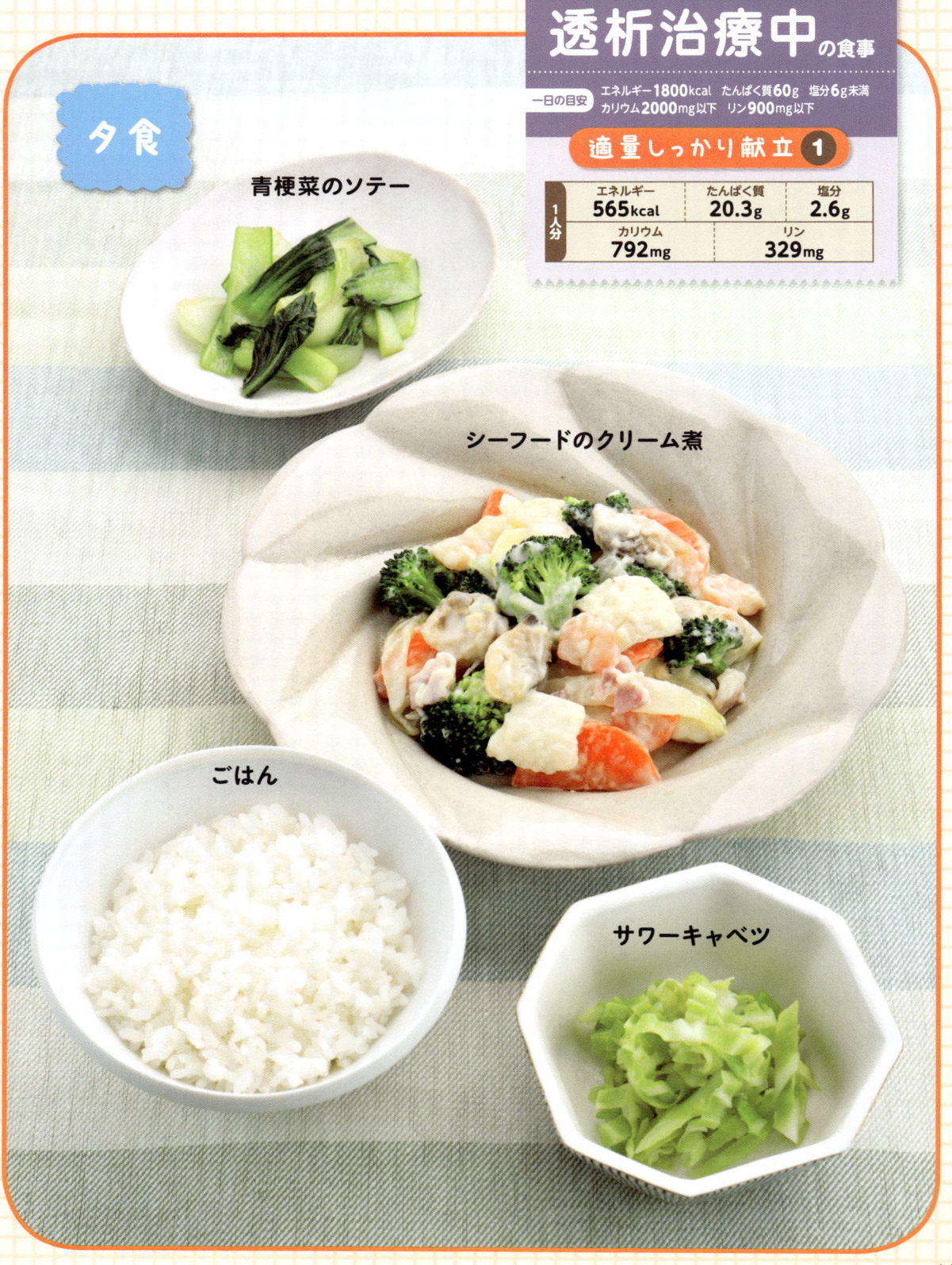

夕食

透析治療中の食事

一日の目安　エネルギー1800kcal　たんぱく質60g　塩分6g未満
カリウム2000mg以下　リン900mg以下

適量しっかり献立 1

1人分	エネルギー 565kcal	たんぱく質 20.3g	塩分 2.6g
	カリウム 792mg	リン 329mg	

- 青梗菜のソテー
- シーフードのクリーム煮
- ごはん
- サワーキャベツ

RECIPE

サワーキャベツ

1人分 エネルギー **13**kcal　たんぱく質 **0.4**g　塩分 **0.1**g　カリウム **37**mg　リン **8**mg

材料（1人分）
- キャベツ……………1/2枚（40g）
- ａ ┌ ヘルシオ……………ミニスプーン1/6（0.2g）
  ├ 砂糖………………小さじ1/3（1g）
  ├ 酢…………………小さじ1（5g）
  ├ 白ワイン……………ミニスプーン1/2（0.5g）
  └ こしょう……………少量

作り方
1. キャベツは太めのせん切りにし、ゆでて湯をきり、さます。
2. ポリ袋に**1**と**ａ**を加え、空気を抜いて口を閉じる（ポリ袋の中に、なるべく空気が入らないようにする）。30分ほどおいて味をなじませる。

青梗菜のソテー

1人分 エネルギー **25**kcal　たんぱく質 **0.5**g　塩分 **0.3**g　カリウム **150**mg　リン **16**mg

材料（1人分）
- 青梗菜………………2/3株（60g）
- ａ ┌ ヘルシオ……………ミニスプーン1/6（0.2g）
  ├ 顆粒コンソメ………ミニスプーン1/3（0.2g）
  └ こしょう……………少量
- サラダ油……………小さじ1/2（2g）

作り方
1. 青梗菜は葉と軸に切り分け、葉を3～4cm長さに切り、軸を縦に4等分する。
2. 青梗菜の軸を2分ほどゆで、葉も加えてさらに1分ゆでる。ざるにあげて湯をきる。
3. フライパンに油を熱して**2**をいため、全体に油がなじんだら**ａ**で調味する。

シーフードのクリーム煮

1人分 エネルギー **260**kcal　たんぱく質 **14.8**g　塩分 **2.2**g　カリウム **539**mg　リン **233**mg

材料（1人分）
- 冷凍シーフードミックス………70g
- じゃが芋……………1/3個（50g）
- 玉ねぎ………………1/6個（30g）
- にんじん……………1/6本（20g）
- ブロッコリー………30g
- ベーコンの薄切り………2/3枚（10g）
- マーガリン…………小さじ1強（5g）
- 小麦粉………………大さじ1弱（8g）
- ａ ┌ 生クリーム…………小さじ2（10g）
  ├ 牛乳………………小さじ2（10g）
  ├ 顆粒鶏がらだし……小さじ1/3（1g）
  └ 水…………………1/4カップ（50mℓ）
- ヘルシオ……………小さじ1/6（1g）

作り方
1. シーフードミックスは電子レンジで1～2分加熱して解凍し、水けをきる。ベーコンは1cm幅に切る。
2. じゃが芋、にんじんは5mm厚さの半月切り、玉ねぎは1cm幅のくし形切りにし、ブロッコリーは小房に分ける。
3. **2**を下ゆでして湯をきる。
4. なべにマーガリンを入れて弱火で熱し、**1**、**3**のじゃが芋、にんじん、玉ねぎを加えて焦がさないようにいためる。全体に油がなじんだら、小麦粉をふり入れていためる。
5. 粉っぽさがなくなったら**ａ**を加え、中火で煮立てる。
6. **3**のブロッコリーを加え、ヘルシオで調味する。

ごはん

1人分 エネルギー **267**kcal　たんぱく質 **4.6**g　塩分 **0**g　カリウム **66**mg　リン **72**mg

1人分
- ごはん…………………180g

素材に塩分があるときは、調味料を控える

シーフードミックスやベーコンは、素材自体に塩分を含んでいるため、料理に使うさいは味つけの塩分を控える必要があります。きちんと計量して、調味料を使いすぎないように気をつけましょう。

透析治療中　夕　適量しっかり献立 ❶

昼食の主菜を差しかえ

> 42ページの昼食献立の主菜「牛肉と里芋の甘辛煮」をこの料理に差しかえてもOK！

豚もやししょうが焼き

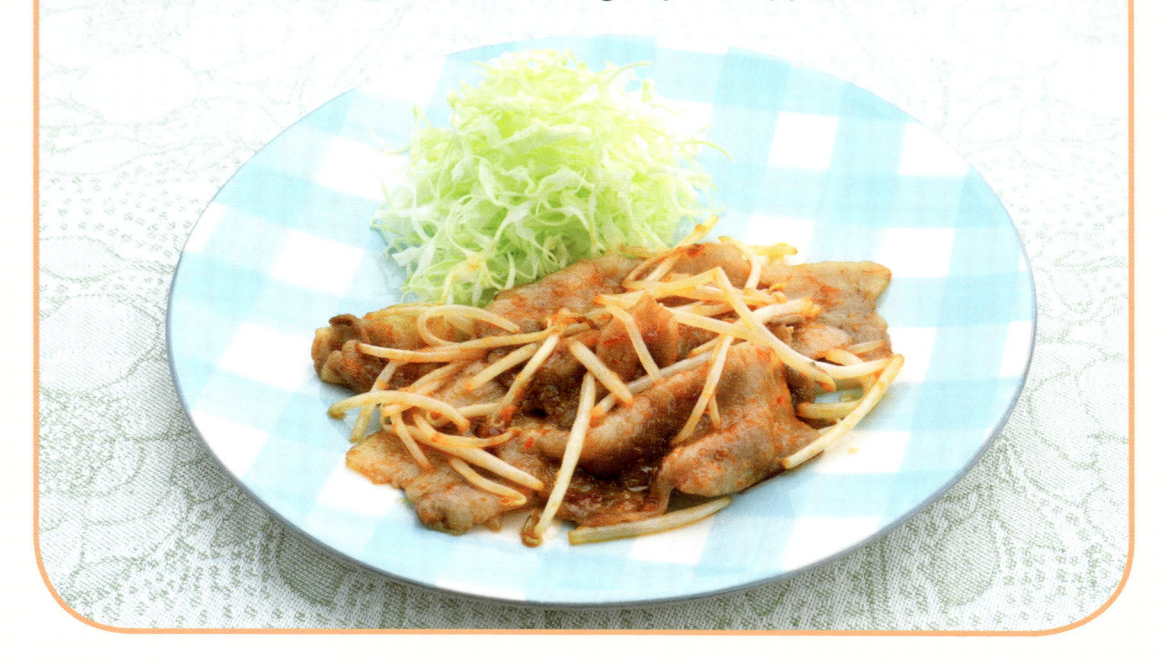

1人分
- エネルギー **336**kcal
- たんぱく質 **12.1**g
- 塩分 **1.0**g
- カリウム **320**mg
- リン **127**mg

しょうがと豆板醤の風味がきいた甘辛いたれが食欲をそそります。白いごはんにぴったり。

材料（1人分）

- 豚バラ薄切り肉 …………… 70g
- おろししょうが …… 小さじ1/3(2g)
- もやし …………………… 40g
- ⓐ
  - 減塩しょうゆ ……… 小さじ1(6g)
  - トマトケチャップ …… 小さじ1 1/6(6g)
  - 砂糖 …………… 小さじ1(3g)
  - 酒 ………… 小さじ1/2強(3g)
  - おろししょうが …… 小さじ1/2(3g)
  - 豆板醤 …………… 少量(0.5g)
- サラダ油 ………… 小さじ1/2(2g)
- キャベツ ……………… 1/2枚(30g)

作り方

1. 豚バラ肉は大きければ食べやすく切り、おろししょうがをからめて10分ほどおく。
2. もやしはゆでて湯をきる。キャベツはせん切りにし、水にさらして水けをきる。
3. ⓐを合わせてよく混ぜる。
4. フライパンに油を熱し、1の豚肉を焼く。
5. 火が通ったら、2のもやしと3を加え、いため合わせながら全体に味をからめる。
6. 器に盛り、2のキャベツを添える。

column

下ゆでするひと手間で、カリウム減！

野菜にはカリウムがたくさん含まれていますが、カリウムは水にとけやすいので、下ゆですることでカリウム量を大幅に減らせる野菜もあります（下のグラフを参照）。切ってから水にさらすことも、多少ですがカリウムを減らすのに有効です。

この本では、料理ごとのレシピに下ゆでの工程をそれぞれ記載しています。献立単位で何品かを同時に作る場合は、下ゆでの作業だけをまとめて先にやってしまうと調理が楽になるでしょう。

調理の初めに、まずは野菜をゆでるための大きめのなべを用意し、たっぷりの湯を沸かします。ゆでる順序は、アクが少なく比較的カリウムの少ない淡色野菜を先にし、緑黄色野菜をあとにするとよいでしょう。湯はそのつどかえなくてもOKです。ゆで上がった野菜を網じゃくしで引き上げ、次の野菜を入れるという手順ですべての野菜をゆでていけば、意外に簡単に下ごしらえをすませることができます。

野菜をゆでたときのカリウム量の変化（例）

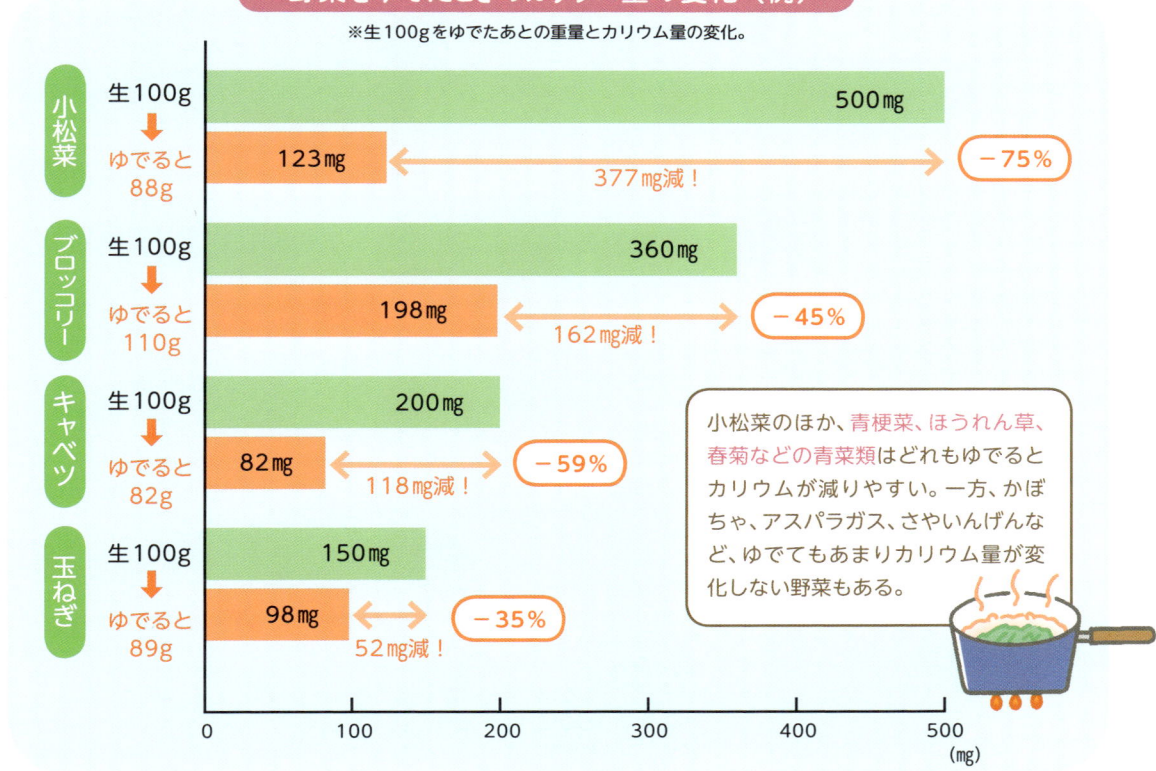

※生100gをゆでたあとの重量とカリウム量の変化。

小松菜
- 生100g: 500mg
- ゆでると88g: 123mg
- 377mg減！ −75%

ブロッコリー
- 生100g: 360mg
- ゆでると110g: 198mg
- 162mg減！ −45%

キャベツ
- 生100g: 200mg
- ゆでると82g: 82mg
- 118mg減！ −59%

玉ねぎ
- 生100g: 150mg
- ゆでると89g: 98mg
- 52mg減！ −35%

小松菜のほか、青梗菜、ほうれん草、春菊などの青菜類はどれもゆでるとカリウムが減りやすい。一方、かぼちゃ、アスパラガス、さやいんげんなど、ゆでてもあまりカリウム量が変化しない野菜もある。

透析治療中の食事

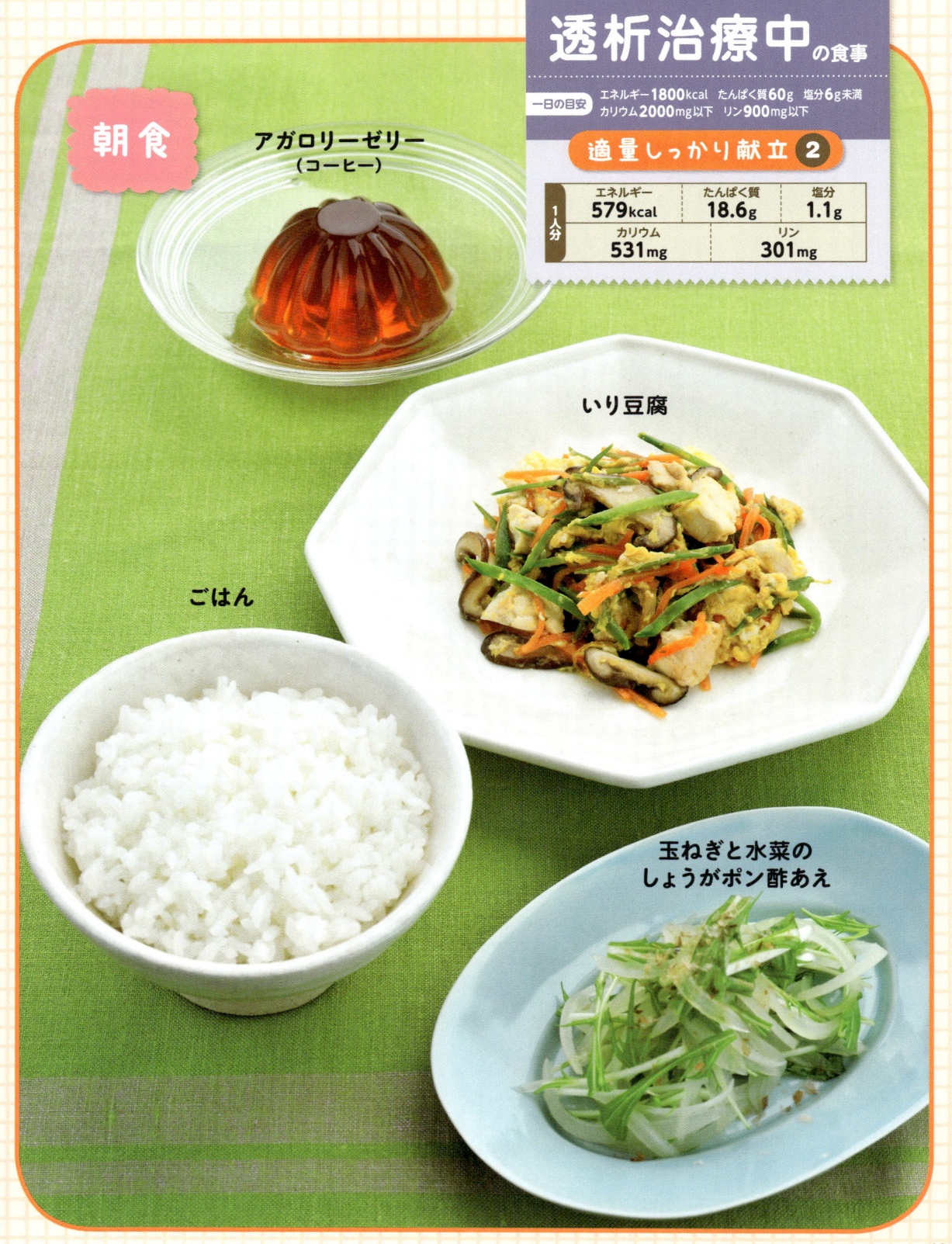

一日の目安 エネルギー1800kcal　たんぱく質60g　塩分6g未満
カリウム2000mg以下　リン900mg以下

適量しっかり献立 ②

1人分	エネルギー 579kcal	たんぱく質 18.6g	塩分 1.1g
	カリウム 531mg	リン 301mg	

朝食

- アガロリーゼリー（コーヒー）
- いり豆腐
- ごはん
- 玉ねぎと水菜のしょうがポン酢あえ

透析治療中 朝 適量しっかり献立❷

RECIPE

アガロリーゼリー（コーヒー）

1人分
エネルギー 114kcal
たんぱく質 0g　塩分 0g
カリウム 0mg　リン 1mg

材料（1人分）
アガロリーコーヒー味※ ……… 30g
熱湯 …………………… 1/3ｶｯﾌﾟ強（70㎖）

作り方
1. 沸騰直後の湯をボールに入れ、アガロリーを加え、かき混ぜてよくとかす。
2. 容器に入れて冷蔵庫で冷やしかため、器に盛る。

※アガロリーは、キッセイ薬品工業（株）のエネルギー補給食品で、甘さをおさえた自然な味のゼリーの素。たんぱく質、リン、カリウムはほとんど含まれていないので安心。カルシウムも補給できる（63ページ参照）。

ごはん

1人分
エネルギー 267kcal
たんぱく質 4.6g　塩分 0g
カリウム 66mg　リン 72mg

1人分
ごはん ……………………… 180g

玉ねぎと水菜のしょうがポン酢あえ

1人分
エネルギー 14kcal
たんぱく質 0.7g　塩分 0.2g
カリウム 97mg　リン 18mg

材料（1人分）
玉ねぎ ……………………… 1/5個（35g）
水菜 ………………………… 1/4株（10g）
┌ おろししょうが …… 小ｻｼﾞ1/4（1.5g）
│ ポン酢しょうゆ（市販品）
└ …………………… 小ｻｼﾞ1/3（2g）
削りガツオ …………………………… 少量

作り方
1. 玉ねぎは縦に薄切りにし、さっと下ゆでして湯をきる。
2. 水菜は3〜4cm長さに切る。
3. おろししょうがとポン酢しょうゆを混ぜ合わせ、1と2をあえる。器に盛り、削りガツオをふる。

いり豆腐

1人分
エネルギー 184kcal
たんぱく質 13.3g　塩分 0.9g
カリウム 368mg　リン 210mg

材料（1人分）
もめん豆腐 ………………… 1/5丁（60g）
にんじん …………………… 1/6本（20g）
さやえんどう ……………… 7枚（20g）
生しいたけ ………………… 1個（15g）
┌ とき卵 …………………… 1/2個分（25g）
└ 砂糖 ……………………… 小ｻｼﾞ1/2（1.5g）
┌ 減塩しょうゆ ……… 小ｻｼﾞ1 1/3（8g）
ⓐ みりん …………………… 小ｻｼﾞ1/2（3g）
│ 酒 …………………………… ﾐﾆｽﾌﾟｰﾝ1（1g）
└ 顆粒和風だし ……… ﾐﾆｽﾌﾟｰﾝ1/3（0.2g）
ごま油 ……………………… 小ｻｼﾞ1/2（2g）

作り方
1. 豆腐は大きめにちぎり、熱湯でさっとゆでてざるにあげ、湯をしっかりきる。
2. にんじんはせん切り、さやえんどうは筋を除いてせん切り、しいたけは軸を除いて薄切りにする。それぞれさっと下ゆでして湯をきる。
3. 卵は砂糖を合わせて混ぜる。
4. フライパンにごま油を熱し、2をいためる。火が通ったら1の豆腐をくずしながら加えていため合わせ、ⓐで調味する。
5. 全体に味がなじんだら、3をまわし入れて混ぜ、卵にほどよく火が通ったら火を消す。

朝食の定番・卵は、量を少なめに

卵は朝の主菜に手軽に使える定番素材ですが、リンを比較的多く含んでいます（1個［50g］あたり、リン90mg）。食べる量を少なめに調節してください。1人分で1/2個程度にとどめ、ほかの食材とうまく組み合わせて使うとよいでしょう。

透析治療中の食事

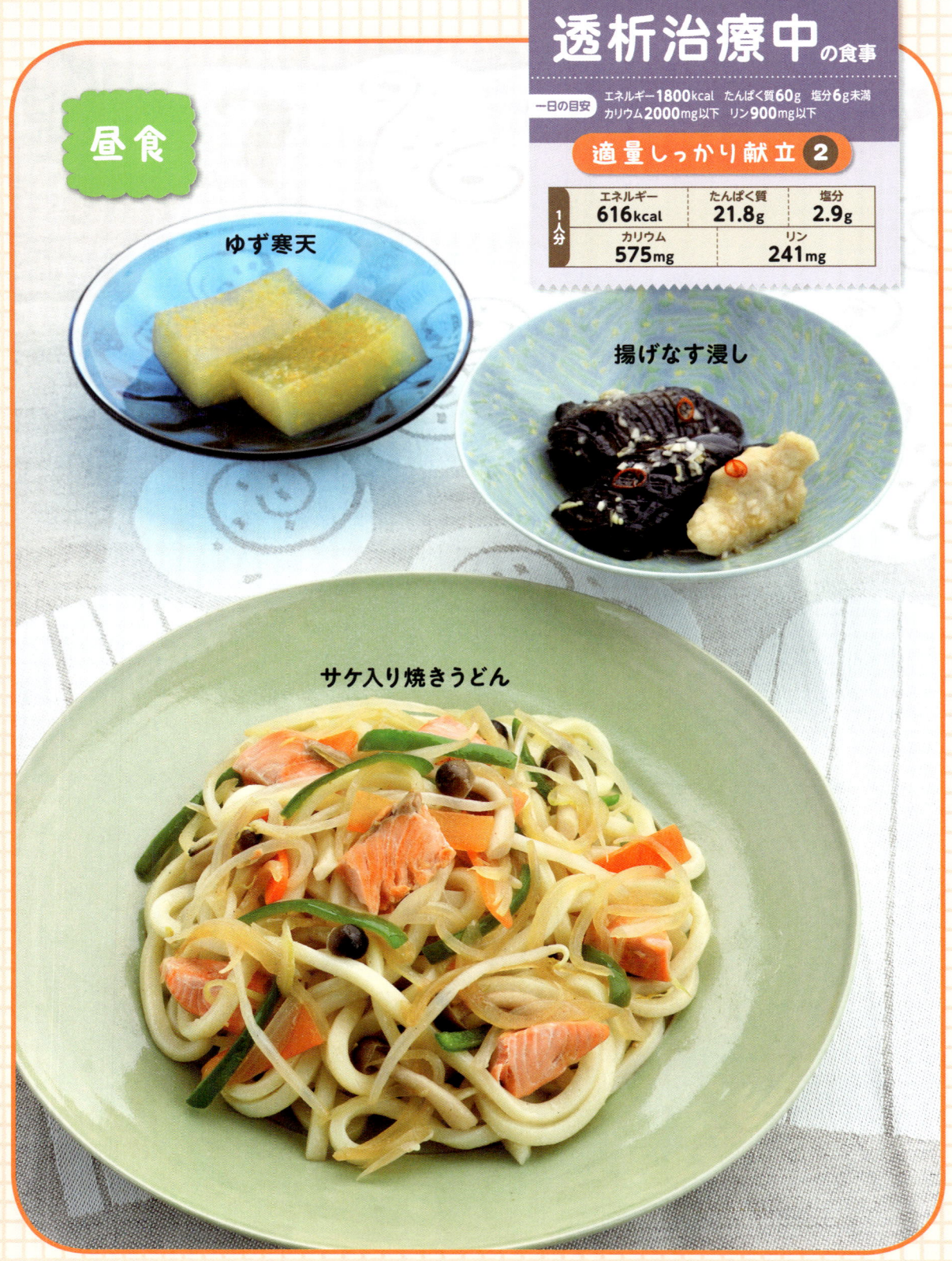

一日の目安 エネルギー1800kcal たんぱく質60g 塩分6g未満
カリウム2000mg以下 リン900mg以下

適量しっかり献立 2

1人分	エネルギー 616kcal	たんぱく質 21.8g	塩分 2.9g
	カリウム 575mg	リン 241mg	

昼食

- ゆず寒天
- 揚げなす浸し
- サケ入り焼きうどん

RECIPE

ゆず寒天

1人分
エネルギー 90kcal
たんぱく質 0.1g　塩分 0g
カリウム 13mg　リン 2mg

材料（2人分）
水 ……………………… 2/3カップ強（140㎖）
ゆずジャム …………… 大さじ2弱（40g）
はちみつ ……………… 大さじ1弱（20g）
アガー（植物性ゼリーの素）…… 5g

作り方
1. なべにすべての材料を入れてかき混ぜ、火にかけてよく煮とかす。
2. 型に入れて冷蔵庫で冷やしかためる。
3. 食べやすく切って器に盛る。

めん料理ならうどんがおすすめ！

うどんはめん類の中でもカリウムやリンの含有量が少ない食材です。焼きそばに使う蒸し中華めんには、100gあたりカリウム86mg、リン100mgが含まれますが、ゆでうどんならカリウム9mg、リン18mgとかなり少量。焼きそばよりも焼きうどんがおすすめです。

揚げなす浸し

1人分
エネルギー 121kcal
たんぱく質 4.0g　塩分 0.4g
カリウム 219mg　リン 57mg

材料（1人分）
┌ なす …………………… 1本（80g）
│ 鶏ささ身 ……………… 1/5本（10g）
└ 小麦粉 ………………… 小さじ2 1/3（7g）
揚げ油 ………………………… 適量
┌ ねぎのみじん切り …………… 2g
│ しょうがのみじん切り ……… 2g
│ しょうゆ …………… 小さじ1/2（3g）
ⓐ 砂糖 ………………… 小さじ1/3（1g）
│ 酢 …………………… 小さじ1/2強（3g）
│ だし ………………… 大さじ2（30㎖）
└ 赤とうがらしの小口切り …… 少量
┌ かたくり粉 ………… 小さじ1/3（1g）
└ 水 …………………… 小さじ1/2強（3㎖）

作り方
1. なすは縦に半分に切り、斜めに細かく切り込みを入れてから、長さを半分に切る。
2. なべにⓐを入れて煮立て、水どきかたくり粉でとろみをつける。
3. 1のなすと鶏ささ身は小麦粉を薄くまぶす。
4. なべに揚げ油を入れて170℃に熱し、3のなすと鶏ささ身をカラリと揚げる。
5. 4のなすと鶏ささ身は熱いうちに2のたれを全体にからめ、器に盛り合わせる。

サケ入り焼きうどん

1人分
エネルギー 405kcal
たんぱく質 17.7g　塩分 2.5g
カリウム 343mg　リン 182mg

材料（1人分）
┌ サケ（切り身）……… 1/2切れ（40g）
└ サラダ油 …………… 大さじ1/4（3g）
玉ねぎ ………………………… 1/4個（50g）
にんじん …………………………… 10g
ピーマン ……………………… 小1/2個（10g）
しめじ ……………………………… 10g
もやし ……………………………… 20g
┌ 減塩しょうゆ ………… 小さじ1（6g）
│ ヘルシオ ……………… 小さじ1/6（1g）
ⓐ 顆粒和風だし ……… ミニスプーン1 1/3（0.8g）
│ 顆粒コンソメ ……… ミニスプーン1/3（0.2g）
│ みりん ………………… 小さじ1/3（2g）
└ こしょう ……………………… 少量
┌ ゆでうどん ……………………… 250g
└ サラダ油 …………… 小さじ1/2（2g）
小ねぎ（好みで）…………… 1本（3g）

作り方
1. 玉ねぎは縦に薄切り、にんじんは短冊切りにし、ピーマンは縦に5㎜幅に切る。しめじは石づきを除いてほぐす。
2. 1ともやしは下ゆでし、湯をきる。
3. サケは一口大に切る。フライパンに油を熱してサケを焼き、全体に焼き目をつける。
4. 2の野菜を加えていため、ⓐで調味する。
5. ゆでうどんを加え、油を足していため合わせる。全体がなじんだら、器に盛る。好みで小口切りにした小ねぎを散らす。

夕食

さつま芋のあめ炊き

鶏団子白菜なべ

ごはん

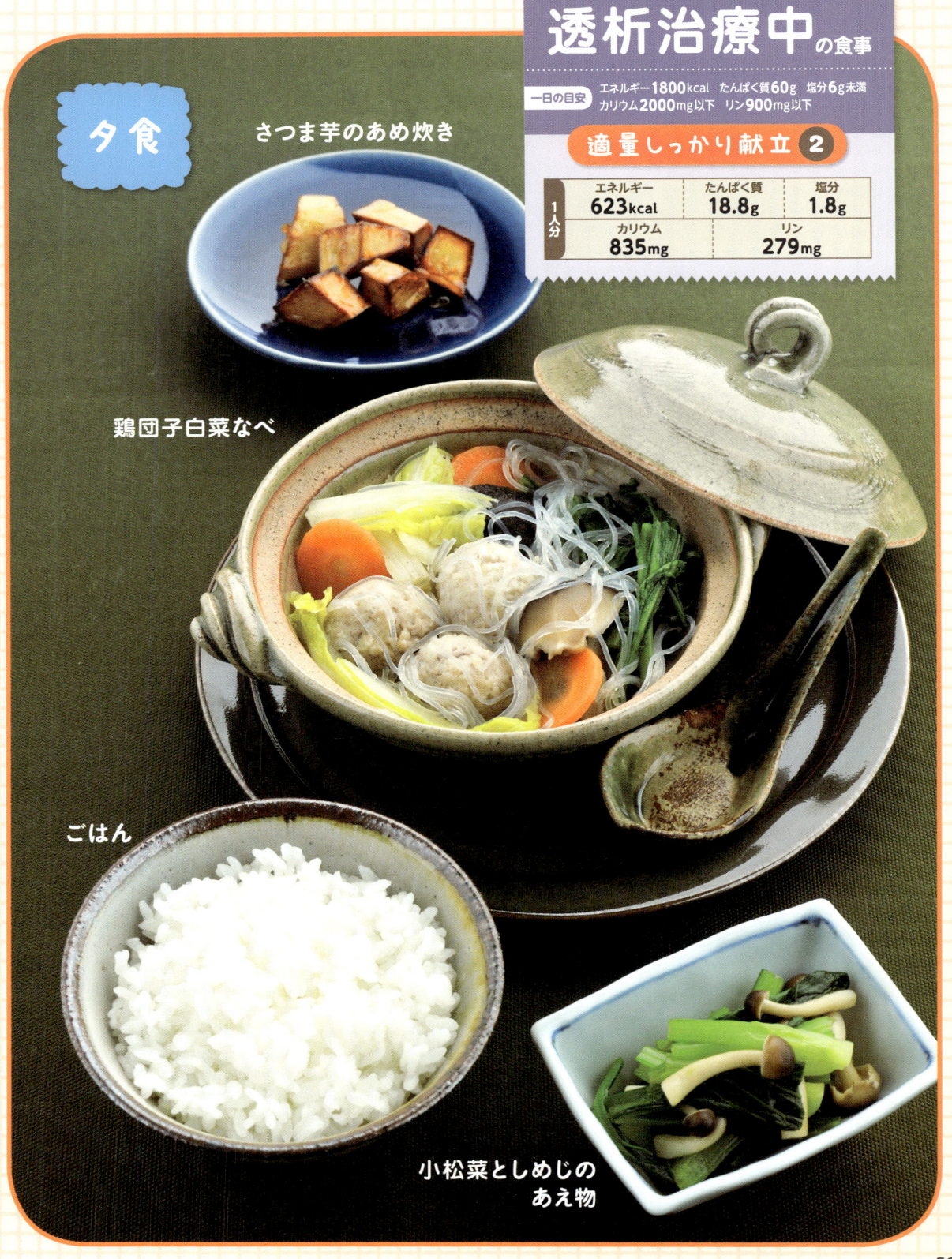

小松菜としめじのあえ物

透析治療中の食事

一日の目安 エネルギー1800kcal たんぱく質60g 塩分6g未満
カリウム2000mg以下 リン900mg以下

適量しっかり献立 ②

1人分	エネルギー 623kcal	たんぱく質 18.8g	塩分 1.8g
	カリウム 835mg	リン 279mg	

52

RECIPE

透析治療中 夕 適量しっかり献立 ②

小松菜としめじのあえ物

1人分 エネルギー 12kcal／たんぱく質 1.1g／塩分 0.2g／カリウム 104mg／リン 29mg

材料（1人分）
- 小松菜 ……………… 1株（40g）
- しめじ ……………… 10g
- ａ
  - 減塩しょうゆ …… 小さじ1/2弱（2.5g）
  - 減塩顆粒こんぶだし … ミニスプーン1/3（0.2g）
  - みりん …………… ミニスプーン1/2弱（0.5g）

作り方
1. 小松菜は5cm長さに切る。しめじは石づきを除いてほぐす。
2. 1を下ゆでして湯をきる。
3. ａを混ぜ合わせ、2をあえる。

ごはん

1人分 エネルギー 267kcal／たんぱく質 4.6g／塩分 0g／カリウム 66mg／リン 72mg

1人分
- ごはん ……………… 180g

なべ料理は具材を下ゆで
なべ料理は汁もおいしいものですが、生のまま野菜を加えると、汁にとけ出したカリウムをすべて食べることになってしまいます。切った具材を下ゆでしてからなべの中に入れるようにしましょう。なべ料理で活躍するはるさめやくずきりは、カリウムやリンが少なく、エネルギー補給に役立つ食材です。

鶏団子白菜なべ

1人分 エネルギー 213kcal／たんぱく質 12.6g／塩分 1.6g／カリウム 476mg／リン 160mg

材料（1人分）
- ａ
  - 鶏ももひき肉 ……………… 60g
  - ねぎのみじん切り …………… 5g
  - おろししょうが … 小さじ1/3（2g）
  - パン粉（乾） …… 大さじ1 2/3（5g）
  - ヘルシオ ………… ミニスプーン1/6（0.2g）
  - かたくり粉 ……… 小さじ1/2（1.5g）
- 白菜 ……………………… 2/3枚（80g）
- 春菊 ……………………… 大1茎（20g）
- にんじん ………………… 10g
- 干ししいたけ …………… 1個（2g）
- はるさめ（乾） ………… 10g
- ｂ
  - ヘルシオ ………… ミニスプーン1/4（0.3g）
  - 顆粒鶏がらだし … 小さじ1弱（2.5g）
  - 干ししいたけのもどし汁
  - ……………………… 2/5カップ（80mℓ）

作り方
1. ａの材料をすべて合わせ、粘りが出るまでよく練り混ぜる。
2. 白菜は軸をそぎ切りに、葉を一口大に切る。春菊は5cm長さに切る。にんじんは薄い輪切りにする。
3. 2を下ゆでして湯をきる。
4. 干ししいたけはぬるま湯につけてもどし、一口大に切る。もどし汁はとっておく。はるさめは3分ほどゆでてもどし、湯をきって、食べやすい長さに切る。
5. 小なべにｂを入れ、底から3～4cmくらいまで水を加えて煮立てる。1の鶏団子のたねを丸めて入れ、浮いてきたら器にとる。水を加える前の量まで汁を煮つめて鶏団子を戻し入れ、3と4を加えてひと煮立ちさせる。

さつま芋のあめ炊き

1人分 エネルギー 131kcal／たんぱく質 0.5g／塩分 0g／カリウム 189mg／リン 18mg

材料（1人分）
- さつま芋 …………… 1/5本（40g）
- 砂糖 ………………… 小さじ2（6g）
- はちみつ …………… 小さじ1弱（6g）
- 揚げ油 ……………… 適量

作り方
1. さつま芋は皮をむいて1～2cm幅の乱切りにする。水にさらしてアクを除き、水けをふく。
2. なべに揚げ油を入れて170℃に熱し、1をカラリと揚げて火を通す。
3. フライパンに砂糖とはちみつを入れて火にかけ、茶色く色づいてきたら弱火にし、2を加えて手早く混ぜ、全体にからめる。

昼食の主菜&主食を差しかえ

50ページ昼食献立の主菜&主食
「サケ入り焼きうどん」を
この料理にチェンジ！

豚肉のお好み焼き

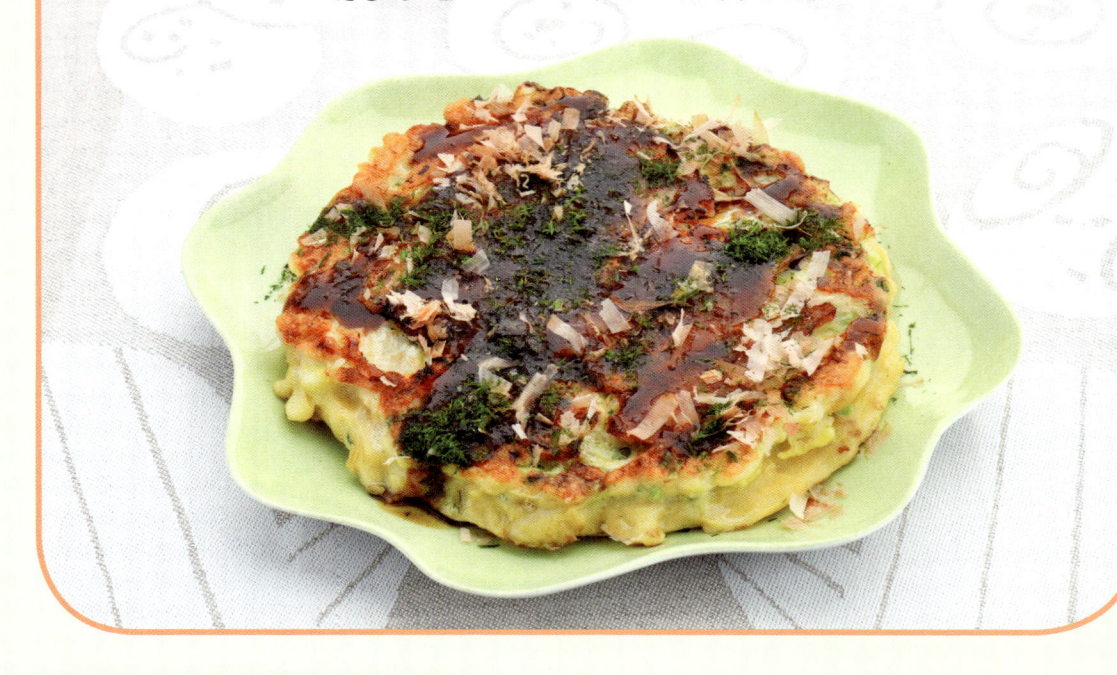

1人分	エネルギー **450**kcal
	たんぱく質 **19.2**g　塩分 **2.0**g
	カリウム **529**mg　リン **242**mg

キャベツたっぷりのスタンダードなお好み焼きも、
キャベツを下ゆでしてカリウムを減らせば安心。

材料（1人分）

- キャベツ………………… 2枚（150g）
- 小ねぎ…………………… 2本（10g）
- ⓐ
  - 小麦粉………… 1/3ｶｯﾌﾟ強（40g）
  - 長芋………………………… 15g
  - 顆粒和風だし… ﾐﾆｽﾌﾟｰﾝ1/3（0.2g）
  - 水………………… 1/4ｶｯﾌﾟ（50mℓ）
- 天かす（市販品）………………… 10g
- サクラエビ（乾）…… 大ｻｼ1/2（1g）
- 卵………………………… S1個（50g）
- 豚もも薄切り肉………………… 30g
- サラダ油………………… 大ｻｼ1/4（3g）
- 中濃ソース……… 大ｻｼ1 2/3（30g）
- 青のり………… 小ｻｼ1/3弱（0.3g）
- 削りガツオ……………… 少量（0.3g）

作り方

1. キャベツは太めのせん切りにし、ゆでて湯をきる。
2. 小ねぎは小口切りにし、長芋はすりおろす。
3. ⓐをよく混ぜ合わせ、1のキャベツ、2の小ねぎ、天かす、サクラエビ、卵を加えてさっくりと混ぜる。
4. フライパンに油を熱し、3を2㎝くらいの厚みに丸く広げて中火で3分ほど焼く。
5. 周囲が乾いてきたら、4の上に豚肉を広げて並べ、へらで上下を返す。
6. ふたをして5分ほど蒸し焼きにする。器に盛り、ソースを塗って、青のりと削りガツオをふる。

column

減塩調味料で、おいしく減塩！

「塩分を控えるとおいしくない」と思われがちですが、減塩調味料を使えば、いつもと同じ量を使いながら、減塩とは感じないほどの味わいに仕上がり、おいしく簡単に塩分を減らせます。この本でも減塩調味料を使用しているレシピがありますので、参考にしてください。調味料として欠かせない、塩、しょうゆ、みそは、いろいろな減塩商品が市販されているので、自分の味覚に合うものを見つけるとよいでしょう。

また、減塩のいちばんのコツは、だしのうま味をきかせることです。料理の風味が豊かになり、塩分での味つけは少なくてすみます。こんぶやカツオ節や煮干しなどで、しっかりとだしをとりましょう。だしをとる時間がないときは、市販のだしの素が活躍します。ただし、普通のだしの素には塩分が多く含まれているので、使用する量を控えめにしましょう。塩分の少ない減塩だしの素を使用するのもおすすめです。

料理に合わせて減塩調味料を適度にとり入れ、おいしく手軽に減塩を続けましょう。

減塩調味料

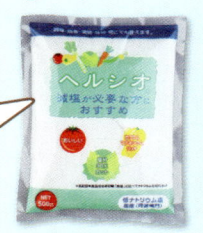

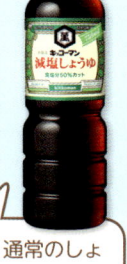

A ヘルシオ
普通の食塩に比べて塩分を30％カットできる低ナトリウム塩。

低ナトリウム塩は塩分を大幅にカットできます。普通の塩と同様に漬物などにも使えるものもあります。塩化カリウムが加えられた商品が多いので、使う前に医師や管理栄養士に相談しましょう。

B 減塩しょうゆ
本醸造しょうゆのおいしさや香りをそのままに塩分を50％カットした減塩しょうゆ。

減塩しょうゆは、通常のしょうゆと比べて、塩分が約半分。メーカーによって味わいにも違いがあります。

C 減塩みそ
塩分を25％カット。こうじの甘味と大豆のうま味がバランスよく引き出された減塩みそ。

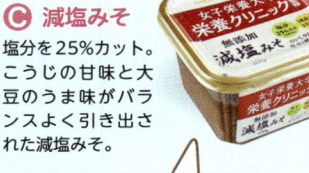

減塩みそは塩分を20％前後カットした商品が中心。風味があるのでいため物の味つけにも活躍します。

D 減塩カツオだしの素
塩分量は普通のだしの素の約5分の1。カツオ節の風味豊かな減塩だしの素。

だしの素は「減塩」や「食塩無添加」などの表示があるものを使うと塩分がおさえられます。

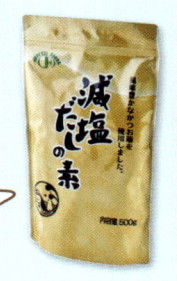

「とろみ」をつけて減塩
とろみも減塩の味方です。うすい味つけでも、とろみをつけることで、具材に味がからみ、塩分やうま味を感じやすくなります（109、118ページ参照）。

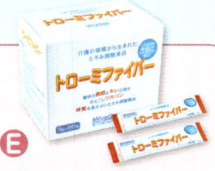

E
温かいものでも冷たいものでも、味を変えずに簡単にとろみをつけることができるとろみ調整食品。

紹介している商品はインターネットなどで購入可能です。商品に関するお問い合わせはⒶ塩友商事（株）/072-233-1111、Ⓑキッコーマン食品（株）/0120-120-358、Ⓒひかり味噌（株）/03-5940-8850、Ⓓ（株）マルハチ村松/054-622-7200、Ⓔ（株）宮源/073-455-1711

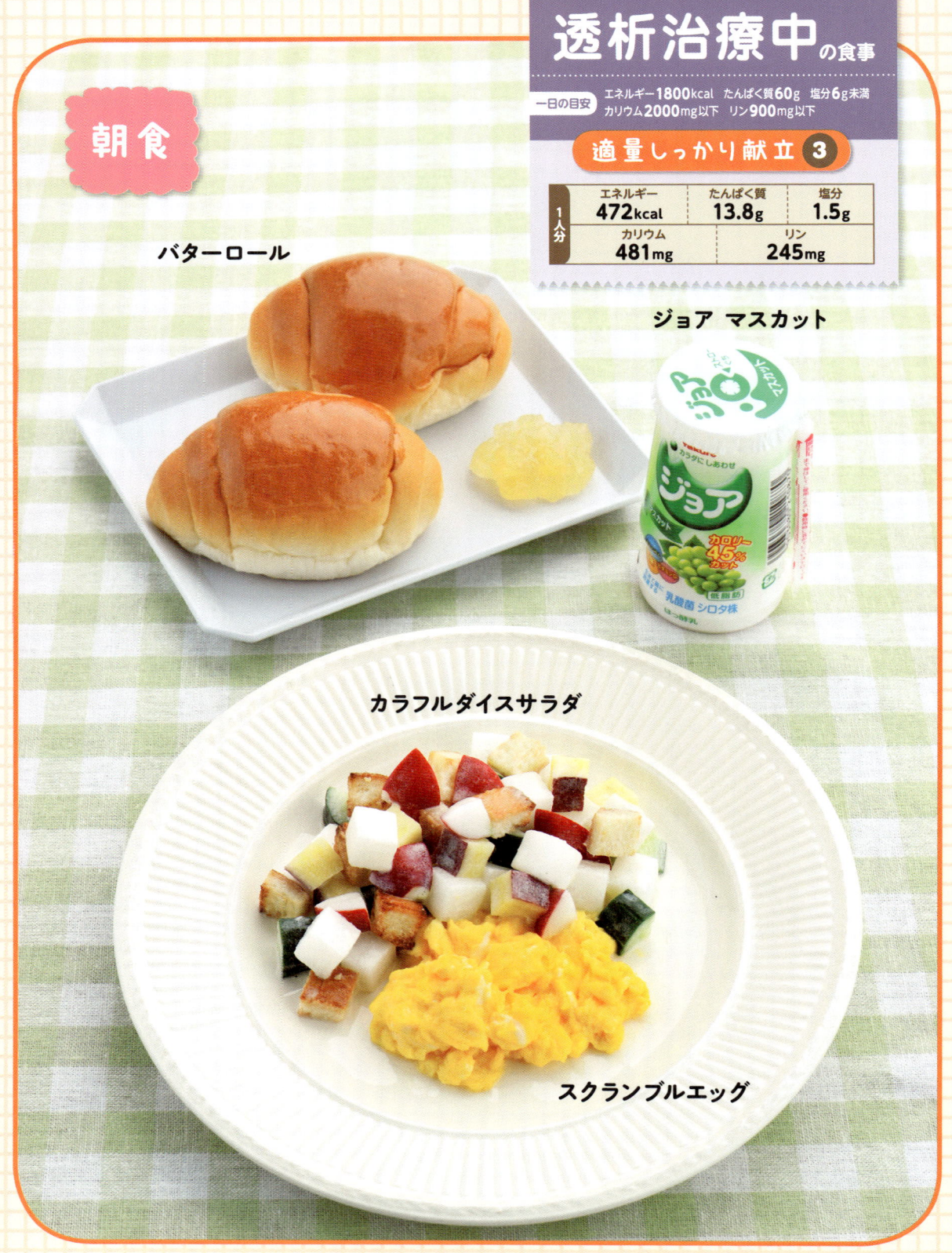

朝食

透析治療中の食事

一日の目安 エネルギー1800kcal たんぱく質60g 塩分6g未満
カリウム2000mg以下 リン900mg以下

適量しっかり献立 ③

1人分	エネルギー 472kcal	たんぱく質 13.8g	塩分 1.5g
	カリウム 481mg	リン 245mg	

- バターロール
- ジョア マスカット
- カラフルダイスサラダ
- スクランブルエッグ

RECIPE

透析治療中 / 朝 / 適量しっかり献立 ❸

バターロール
1人分
- エネルギー **248**kcal
- たんぱく質 **5.6**g　塩分 **0.6**g
- カリウム **67**mg　リン **51**mg

1人分
- バターロール ………… 2個(80g)
- りんごジャム ……… 小さじ2強(15g)

ジョア　マスカット
1人分
- エネルギー **50**kcal
- たんぱく質 **3.9**g　塩分 **0.1**g
- カリウム **192**mg　リン **119**mg

1人分
- ジョア マスカット …… 1本(125mℓ)

※ジョア［販売元(株)ヤクルト］のマスカット味は、不足しがちなカルシウムや鉄、カルシウムの吸収を助けるビタミンDを含む、低エネルギーの乳酸菌飲料です。

カラフルダイスサラダ
1人分
- エネルギー **117**kcal
- たんぱく質 **1.0**g　塩分 **0.4**g
- カリウム **181**mg　リン **25**mg

材料（1人分）
- 大根 ……………………………… 40g
- ラディシュ …………………… 1個(10g)
- きゅうり ………………………… 10g
- さつま芋 ………………………… 10g
- ┌ 食パンの耳 ………………………… 5g
- │ ガーリックパウダー ……………… 少量
- │ 塩 ……………………… ミニスプーン1/4(0.3g)
- │ こしょう ………………………… 少量
- │ 粉がらし ………………………… 少量
- ⓐ オリーブ油 ……………… 小さじ1(4g)
- │ 酢 ……………………… 小さじ1 1/6(6g)
- └ マヨネーズ ……………… 大さじ1/2(6g)

作り方
1. 大根、ラディシュ、きゅうりは1㎝角に切る。
2. さつま芋は1㎝角に切り、電子レンジで30秒加熱して火を通す。
3. 食パンの耳は1㎝角に切り、トースターでカリッと焼いてガーリックパウダーをふる。
4. ⓐを混ぜ合わせ、1、2、3をあえる。

※3の食パンの耳のクルトンはまとめて作っておくとよい。

スクランブルエッグ
1人分
- エネルギー **57**kcal
- たんぱく質 **3.3**g　塩分 **0.4**g
- カリウム **41**mg　リン **50**mg

材料（1人分）
- ┌ 卵 ……………………… 1/2個(25g)
- │ 塩 ……………… ミニスプーン1/4(0.3g)
- ⓐ 牛乳 ……………………… 小さじ1(5g)
- └ 砂糖 ……………………… 小さじ1/2(1.5g)
- マーガリン ……… 小さじ1/2弱(1.5g)

作り方
1. ボールにⓐを入れて混ぜ合わせる。
2. フライパンにマーガリンを入れ、火にかけてとかし、1を流し入れる。
3. 火が通ってきたら大きく混ぜ、半熟状になったら火を消し、器に盛る。

こってりした味つけなら、少量でも満足！

スクランブルエッグは、マーガリンの香りがきいた、しっかりとした味わいで、少量でも満足感を得やすいメニューです。砂糖の甘味が強いので、甘さが苦手な人は、63ページで紹介している粉飴などを使うと甘さがおさえられます。

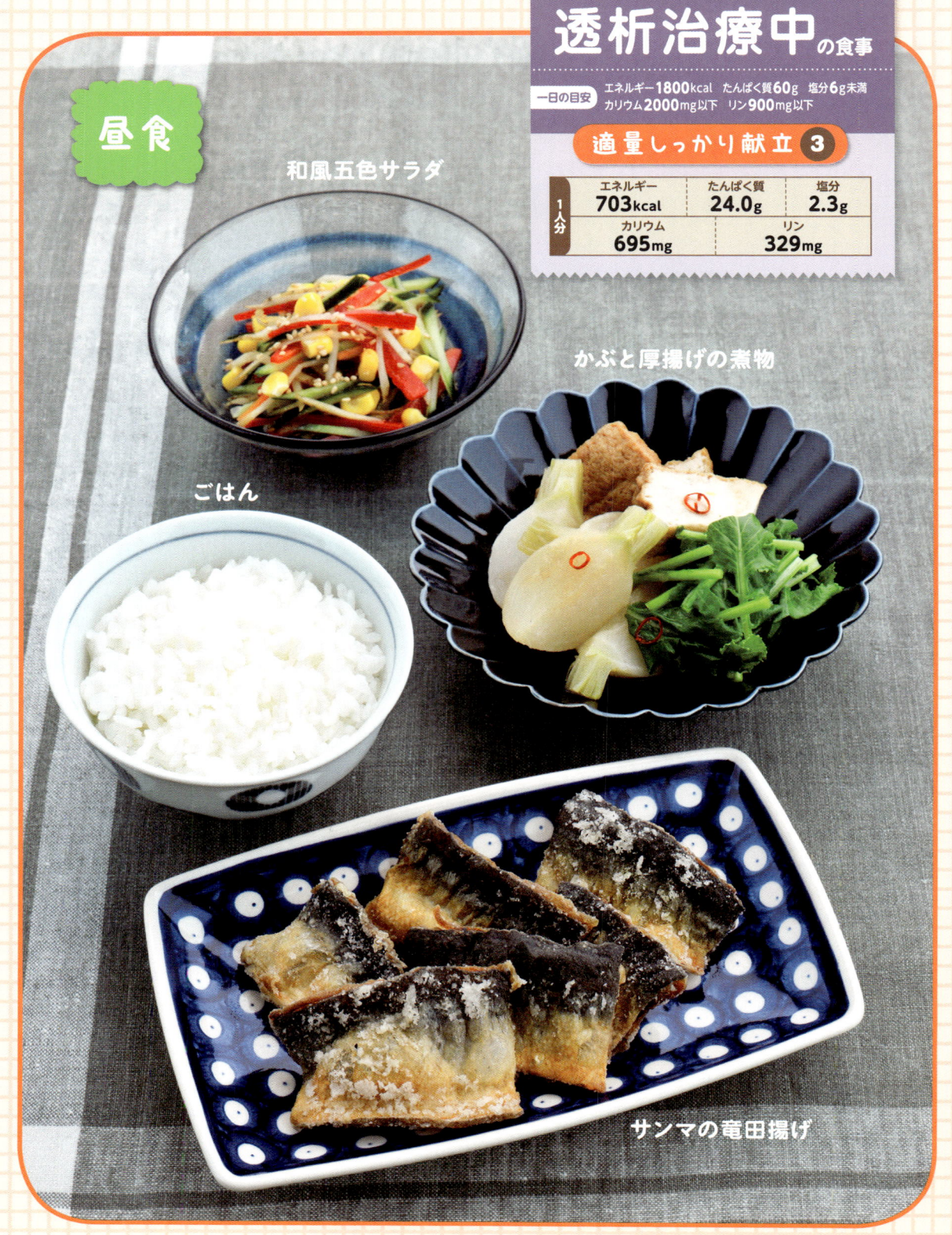

昼食

透析治療中の食事

一日の目安 エネルギー1800kcal　たんぱく質60g　塩分6g未満
カリウム2000mg以下　リン900mg以下

適量しっかり献立 ❸

1人分	エネルギー 703kcal	たんぱく質 24.0g	塩分 2.3g
	カリウム 695mg	リン 329mg	

- 和風五色サラダ
- かぶと厚揚げの煮物
- ごはん
- サンマの竜田揚げ

58

RECIPE

透析治療中 昼 適量しっかり献立 ❸

和風五色サラダ

1人分
エネルギー **58**kcal　たんぱく質 **1.2**g　塩分 **0.2**g
カリウム **157**mg　リン **30**mg

材料（1人分）
- きゅうり……………………1/5本(20g)
- パプリカ（赤）………………………15g
- ごぼう…………………………………20g
- にんじん…………………………………5g
- 冷凍スイートコーン……………………5g
- ⓐ ┌ 減塩しょうゆ……………小さじ1/2(3g)
  │ 砂糖………………………小さじ1/3(1g)
  │ 酢…………………………小さじ2/5(2g)
  └ サラダ油…………………小さじ1/2(2g)
- いり白ごま……………………小さじ1/3(1g)

作り方
1. きゅうりとパプリカはせん切りにする。
2. ごぼうとにんじんはせん切りにし、下ゆでして湯をきる。コーンはさっとゆでる。
3. ⓐを混ぜ合わせて1と2をあえ、器に盛ってごまをふる。

ごはん

1人分
エネルギー **267**kcal　たんぱく質 **4.6**g　塩分 **0**g
カリウム **66**mg　リン **72**mg

1人分
- ごはん………………………………180g

かぶと厚揚げの煮物

1人分
エネルギー **107**kcal　たんぱく質 **6.9**g　塩分 **1.2**g
カリウム **336**mg　リン **112**mg

材料（1人分）
- かぶ………………………………1個(80g)
- かぶの葉………………………………20g
- 厚揚げ……………………………1/4枚(50g)
- ⓐ ┌ 塩……………………ミニスプーン1/4(0.3g)
  │ しょうゆ………………小さじ2/3(4g)
  │ 顆粒和風だし…………ミニスプーン1/3(0.2g)
  │ 酒…………………………小さじ2(10g)
  └ 水………………………………1/5カップ(40ml)
- 赤とうがらしの小口切り……少量

作り方
1. かぶは茎を少し残して葉を切り落とし、皮をむいて4等分に切る。かぶの葉は3〜4cm長さに切り、下ゆでする。
2. 厚揚げは1cm幅に切る。
3. 小なべにⓐを入れて火にかけ、1のかぶと2の厚揚げを煮る。かぶに火が通ったら、1のかぶの葉を加えてひと煮して、器に盛り合わせる。

サンマの竜田揚げ

1人分
エネルギー **271**kcal　たんぱく質 **11.3**g　塩分 **0.9**g
カリウム **136**mg　リン **115**mg

材料（1人分）
- サンマ（三枚おろし）…………60g
- ⓐ ┌ しょうゆ…………………小さじ1/3(2g)
  │ 塩……………………ミニスプーン1/3(0.4g)
  │ 酒…………………………小さじ2/5(2g)
  └ しょうがの搾り汁
                   …………小さじ1/3(2g)
- かたくり粉………………大さじ1弱(8g)
- 揚げ油……………………………適量

作り方
1. サンマは食べやすい大きさに切る。ⓐを混ぜ合わせ、サンマにからめて10分ほどおいて下味をつける。
2. 1のサンマにかたくり粉をまぶす。
3. なべに揚げ油を入れて170℃に熱し、2のサンマをカラリと揚げて火を通す。

しっかり下味をつければ減塩でも満足！

食材に下味の調味料をからめて長めにおくことで、減塩でありながらしっかりと味を感じられる料理に仕上がります。この献立の「サンマの竜田揚げ」では、下味にしょうがの搾り汁を加えて風味をプラスしています。サンマはリンもカリウムも控えめで、おすすめできる魚。1食の分量は60gを目安にして、さまざまな料理で楽しみましょう。

透析治療中の食事

一日の目安 エネルギー1800kcal　たんぱく質60g　塩分6g未満
カリウム2000mg以下　リン900mg以下

適量しっかり献立 3

1人分	エネルギー	たんぱく質	塩分
	699kcal	22.2g	2.1g
	カリウム	リン	
	800mg	283mg	

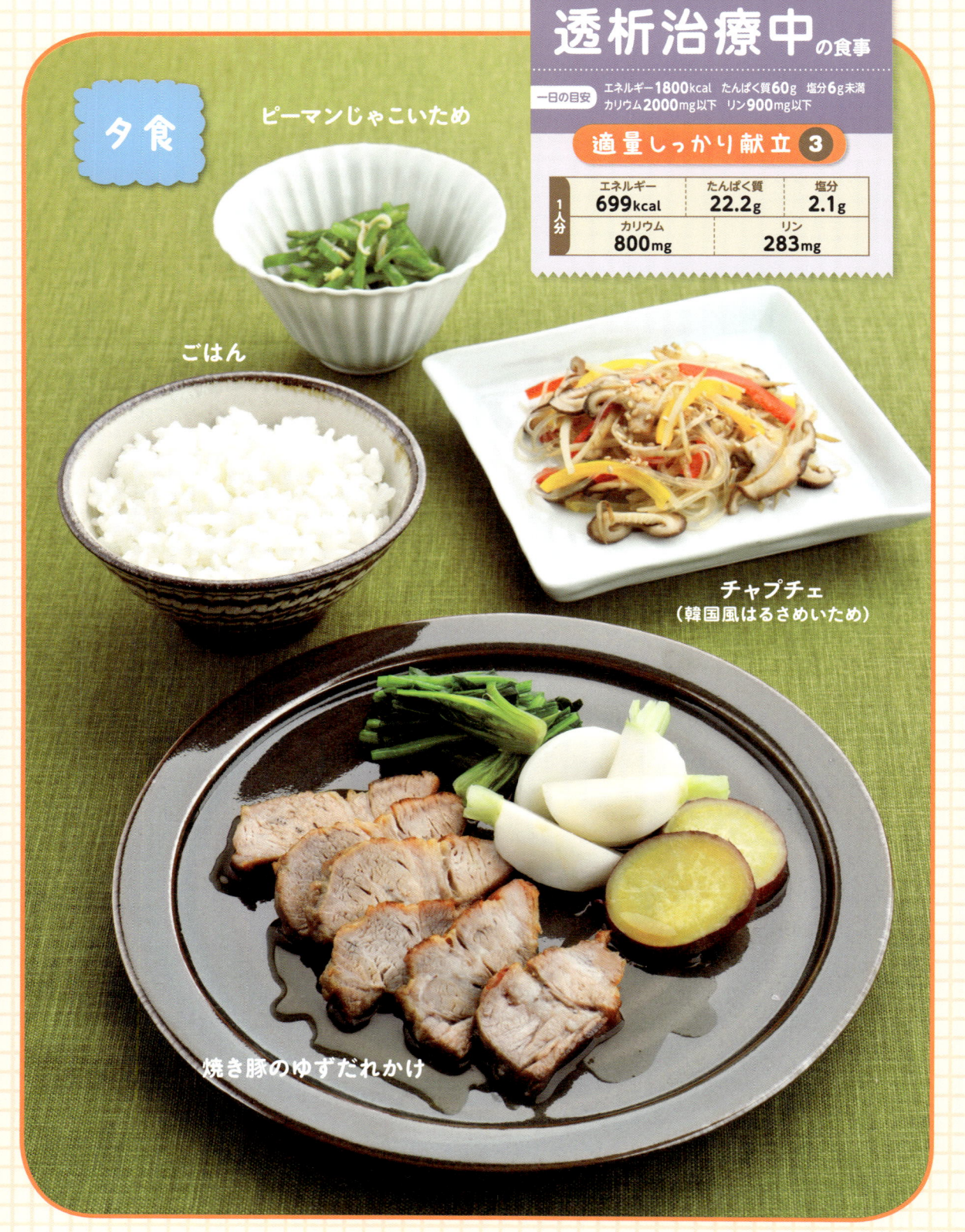

夕食

- ピーマンじゃこいため
- ごはん
- チャプチェ（韓国風はるさめいため）
- 焼き豚のゆずだれかけ

RECIPE

ピーマンじゃこいため

1人分
エネルギー **30**kcal
たんぱく質 **1.0**g　塩分 **0.3**g
カリウム **87**mg　リン **20**mg

材料（1人分）
ピーマン …………… 小2個(40g)
シラス干し ………… 大さじ1/2(2g)
┌ しょうゆ ………… 小さじ1/4(1.5g)
└ おろししょうが …… 少量(0.5g)
サラダ油 …………… 小さじ1/2(2g)

作り方
1 ピーマンは縦に細切りにする。
2 フライパンに油を熱し、**1**のピーマンをいためる。
3 ピーマンがしんなりとなってきたらシラス干しを加えてさらにいため、しょうゆとおろししょうがを加えてひといためし、器に盛る。

ごはん

1人分
エネルギー **267**kcal
たんぱく質 **4.6**g　塩分 **0**g
カリウム **66**mg　リン **72**mg

1人分
ごはん ……………………… 180g

チャプチェ

1人分
エネルギー **88**kcal
たんぱく質 **1.0**g　塩分 **0.7**g
カリウム **117**mg　リン **29**mg

材料（1人分）
ごぼう ……………………… 15g
パプリカ（赤）……………… 5g
パプリカ（黄）……………… 5g
ねぎ ………………………… 5g
生しいたけ ………… 小1個(10g)
はるさめ（乾）……………… 10g
┌ しょうゆ ………… 小さじ1/3(2g)
│ 塩 ………………… ミニスプーン1/3(0.4g)
ⓐ 砂糖 ……………… 小さじ1/3(1g)
│ みりん …………… 小さじ1/6(1g)
└ こしょう ………………… 少量
ごま油 ……………… 大さじ1/4(3g)
いり白ごま ………… 小さじ1/6(0.5g)

作り方
1 ごぼう、パプリカ、ねぎはせん切りに、しいたけは軸を除いて薄切りにする。
2 はるさめは3分ほどゆでてもどし、湯をきって、食べやすい長さに切る。
3 フライパンにごま油を熱して**1**と**2**をいため、野菜がしんなりとなったらⓐを加えて調味する。器に盛って、ごまをふる。

焼き豚のゆずだれかけ

1人分
エネルギー **314**kcal
たんぱく質 **15.6**g　塩分 **1.1**g
カリウム **530**mg　リン **162**mg

材料（4人分）
┌ 豚肩ロースかたまり肉 …… 320g
└ ヘルシオ ………… ミニスプーン2/3(0.8g)
サラダ油 …………… 大さじ1 2/3(20g)
┌ 減塩しょうゆ …… 大さじ1 1/3(24g)
│ ヘルシオ ………… ミニスプーン2/3(0.8g)
│ みりん …………… 大さじ1 1/3(24g)
│ 砂糖 ……………… 小さじ1 1/3(4g)
ⓐ 水 ………………… 大さじ4(60ml)
│ ゆずの搾り汁 …… 大さじ1 1/3(20g)
│ 白ワイン ………… 大さじ1 1/3(20g)
└ 顆粒コンソメ …… ミニスプーン2(1.2g)
ほうれん草 ………… 大4株(120g)
かぶ ………………… 小2個(120g)
さつま芋 …………………… 1/2本弱(80g)

作り方
1 豚肉にヘルシオをもみ込む。
2 フライパンに油を熱し、**1**を入れて表面をこんがりと焼き、火を弱めて中まで火を通す。
3 ⓐをなべに入れて煮立て、火を消す。
4 ほうれん草はゆでて4〜5cm長さに切る。かぶは一口大に切ってゆでる。さつま芋は輪切りにしてゆでる。
5 2を薄切りにして器に盛り、**4**を添えて**3**のゆずだれをかける。

はるさめを副菜などでじょうずに活用

副菜はどうしても野菜が中心になるので、カリウムの量が気になりますね。そこでぜひ活用したいのが、カリウムもリンも少ないはるさめです。野菜の代わりに使って、料理をボリュームアップすることができます。

昼食 の主菜を差しかえ

> 58ページ昼食献立の主菜「サンマの竜田揚げ」をこの料理にチェンジ！

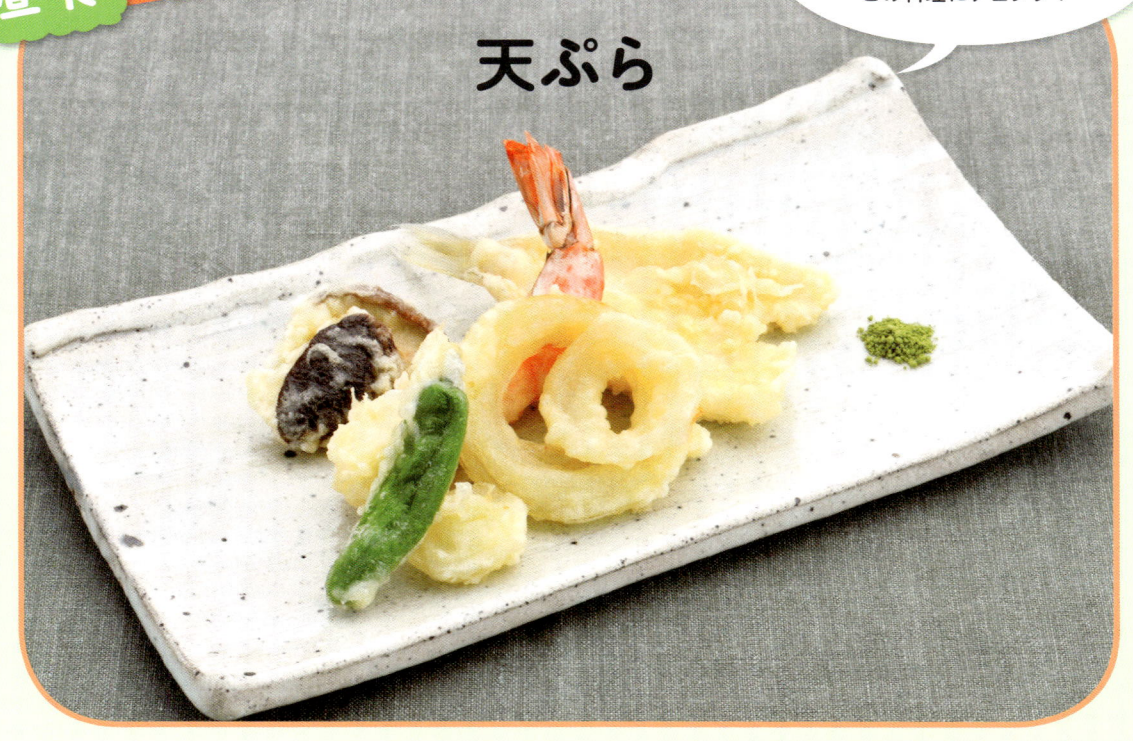

天ぷら

天ぷらの大定番、エビとキスに加えて
野菜もバランスよく。揚げたてを抹茶塩でどうぞ。

1人分
エネルギー **224** kcal
たんぱく質 **9.3** g　　塩分 **0.7** g
カリウム **196** mg　　リン **117** mg

材料（1人分）
- エビ（尾つき、殻むき）… 1尾（20g）
- キス（天ぷら用開き）… 1尾（20g）
- 玉ねぎ … 20g
- 生しいたけ … 小1個（7g）
- ししとうがらし … 1本（4g）
- 衣
  - とき卵 … 5g
  - 小麦粉 … 大さじ1 2/3（15g）
  - 水 … 大さじ1 1/5（18ml）
- 揚げ油 … 適量
- 抹茶 … 少量
- 塩 … ミニスプーン1/2弱（0.5g）

作り方
1. 玉ねぎは輪切りに、しいたけは半分にそぎ切りにし、ともにゆでて湯をきる。
2. ししとうは縦に小さく切り目を入れる。
3. 衣の材料を混ぜ合わせる。
4. なべに揚げ油を入れて170℃に熱し、1、2、エビ、キスを3の衣にくぐらせてから揚げ油の中に入れ、カラリと揚げる。
5. 油をきって器に盛り合わせ、抹茶塩を添える。

column

エネルギー量が不足しがちなときの

エネルギーアップのための食品

透析治療に入る前から食事療法を行ってきた人は、たんぱく質の量を厳しく制限する食事に慣れているため、なかなかしっかり食べることができず、エネルギー不足になりがちです。摂取エネルギーが必要量を下回ると、やせたり筋力が低下したりして、身体に負担がかかってしまいます。透析治療を継続するためには、エネルギーを食事からしっかりとり、体力を保つことが必要です。

たんぱく質の摂取量を増やしすぎずにエネルギーを確保するには、砂糖や食用油、でんぷんを料理に使うとよいのですが、砂糖や食用油を大量に使用すると、料理の味を損ねてしまいます。

そこで活用したいのが、一度にたくさん摂取でき、エネルギー量をアップできるエネルギー補給食品です。この本の中でも、エネルギー補給食品を使用したレシピを紹介しています。

エネルギー補給食品

Ⓐ 粉飴（こなあめ）

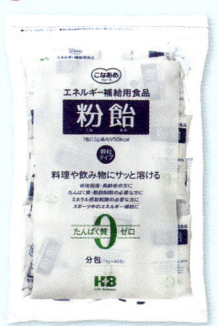

冷たいものにもサッととけ、使いやすい。

Ⓑ カロアップ

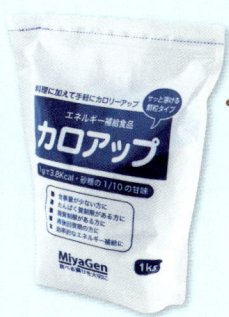

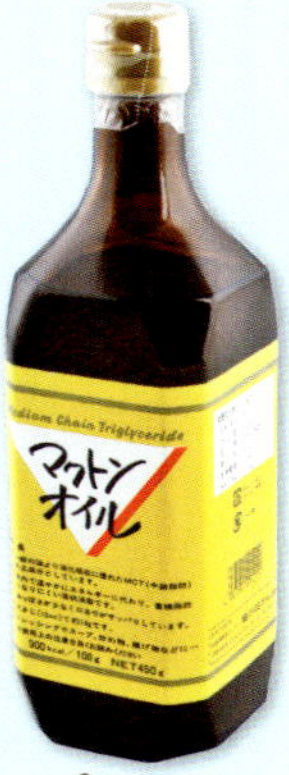

でんぷんから作られた低甘味、低粘性の粉末食品。飲食物に加えてもほとんど甘くならないので一度にたくさん摂取でき、エネルギーアップに便利です（109、113、115ページ参照）。

Ⓒ アガロリー

普通のゼリーよりも高エネルギーで、たんぱく質やリン、カリウムをおさえたゼリー。カップ入りのタイプや、自分で作る粉末タイプなど、さまざまな商品があります（49、73ページ参照）。

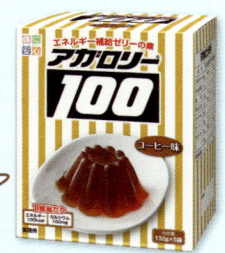

1食で100kcalのエネルギーと、100mgのカルシウムが補給できるゼリーの素。

Ⓓ マクトンオイル

中鎖脂肪を85％配合したオイル。ドレッシングやスープ、いため物などにおすすめ。

体内で速やかに分解されてエネルギーに変わる中鎖脂肪酸オイルは、油っぽさが少なく、口当たりもさっぱりしているので、料理に使いやすい（113ページ参照）。

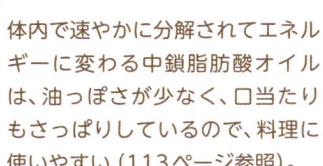

紹介している商品はインターネットなどで購入可能です。商品に関するお問い合わせはⒶ（株）H+Bライフサイエンス/03-5298-8188、Ⓑ（株）宮源/073-455-1711、ⒸⒹキッセイ薬品工業（株）　キッセイ食事サポートサービス/0120-515-260

透析治療中の食事

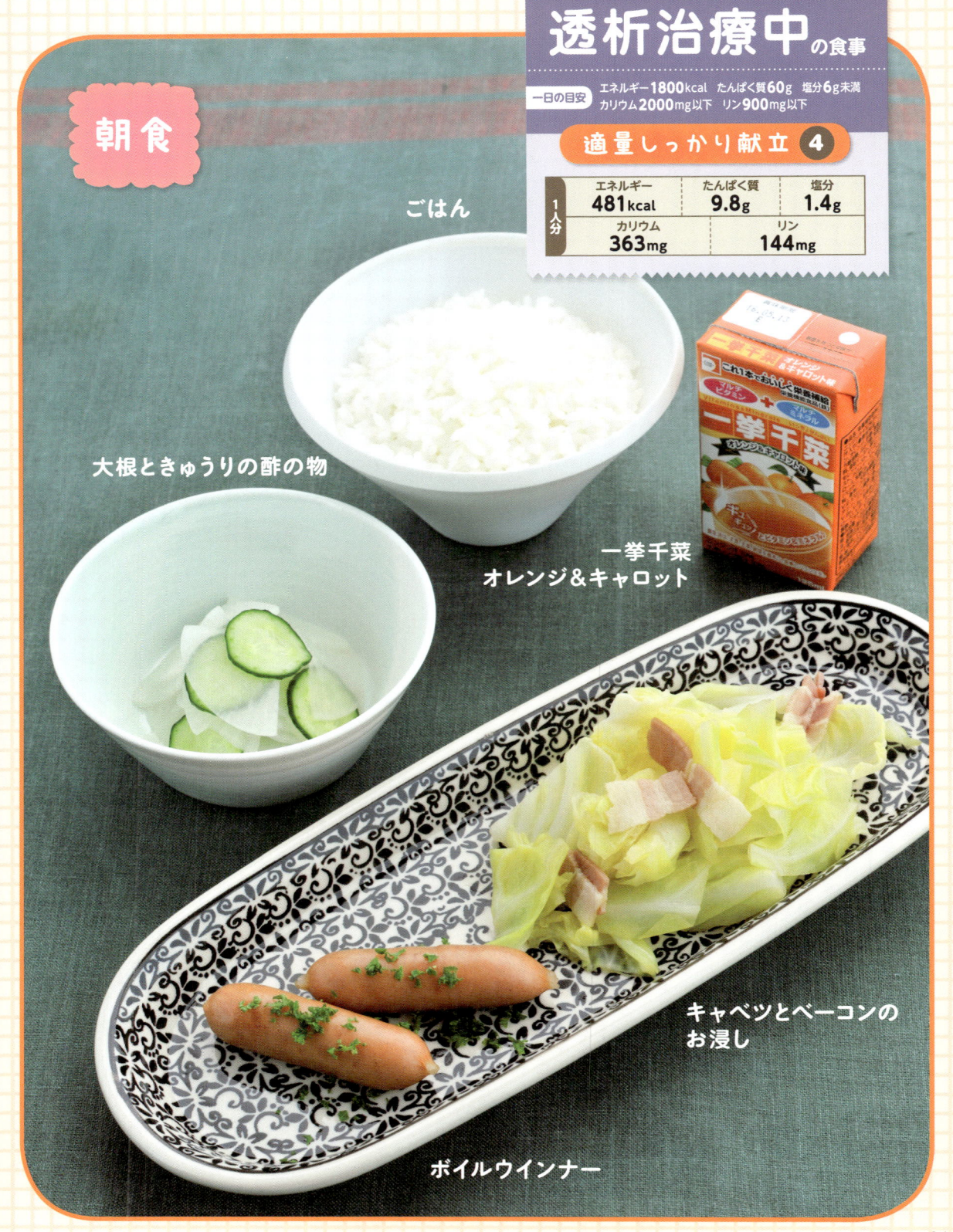

一日の目安　エネルギー1800kcal　たんぱく質60g　塩分6g未満
カリウム2000mg以下　リン900mg以下

適量しっかり献立 4

1人分	エネルギー 481kcal	たんぱく質 9.8g	塩分 1.4g
	カリウム 363mg	リン 144mg	

朝食

- ごはん
- 大根ときゅうりの酢の物
- 一挙千菜 オレンジ&キャロット
- キャベツとベーコンのお浸し
- ボイルウインナー

RECIPE

透析治療中 朝 適量しっかり献立 ④

ごはん

1人分
エネルギー 267kcal
たんぱく質 4.6g　塩分 0g
カリウム 66mg　リン 72mg

1人分
ごはん……………………… 180g

一挙千菜 オレンジ&キャロット

1人分
エネルギー 80kcal
たんぱく質 0.5g　塩分 0.2g
カリウム 77mg　リン 18mg

1人分
一挙千菜 オレンジ&キャロット
…………………… 1本（125mℓ）
※一挙千菜は果汁入り栄養補助飲料です。ビタミン、ミネラルが補えます。〔栄養機能食品（鉄）〕＜販売元＞（株）フードケア 042-786-7177

大根ときゅうりの酢の物

1人分
エネルギー 9kcal
たんぱく質 0.3g　塩分 0.3g
カリウム 104mg　リン 10mg

材料（1人分）
大根 …………………………… 40g
きゅうり ……………………… 10g
ⓐ ┌ 塩 ……………… ミニスプーン1/4（0.3g）
　├ 酢 ………………… 小さじ1（5g）
　└ 顆粒和風だし …… ミニスプーン1/6（0.1g）

作り方
1 大根は薄いいちょう切りにし、ゆでて湯をきる。
2 きゅうりは薄い輪切りにする。
3 ⓐを混ぜ合わせて、1と2をあえる。しんなりとなったら器に盛る。

ボイルウインナー

1人分
エネルギー 97kcal
たんぱく質 3.2g　塩分 0.5g
カリウム 55mg　リン 25mg

材料（1人分）
ウインナーソーセージ … 2本（28g）
パセリのみじん切り ………… 少量

作り方
1 なべに湯を沸かし、ウインナーを入れて弱火で3分ほどゆでる。
2 皿に盛り、パセリを散らす。

キャベツとベーコンのお浸し

1人分
エネルギー 28kcal
たんぱく質 1.2g　塩分 0.4g
カリウム 61mg　リン 19mg

材料（1人分）
キャベツ ……………… 2/3枚（50g）
ベーコンの薄切り ……… 1/3枚（5g）
ⓐ ┌ うす口しょうゆ※ …… 小さじ1/3（2g）
　├ 酒 ………………… 小さじ2/5（2g）
　└ 水 ………………… 1/4カップ（50mℓ）

作り方
1 キャベツは一口大に切り、ゆでて湯をきる。
2 ベーコンは1cm幅に切る。
3 なべにⓐを入れて煮立て、1と2を加えて汁けがなくなるまで煮る。

※うす口しょうゆがなければ、しょうゆでもよい。

ウインナーソーセージなどの塩分の多い加工品も、食べすぎなければOK！適量を覚えて味のアクセントに

塩分が多い食品として悪者にされがちな加工品ですが、そうはいってもおいしいので、つい食べたくなってしまうものですね。そんなときは、がまんせずに食べてもいいのです。朝食では、味にインパクトのある食材を使うことで、体を目覚めさせる効果もあります。ただし、加工品はかならず適量にとどめることが約束です。食べてもよい目安の量は、だいたい20～30gくらい。ツナ缶なら大きめのスプーンに2杯程度、ウインナーソーセージなら2本まで。特に塩分が多いハムやベーコンは、1枚か1枚半までにしておきましょう。極端に禁止してしまうと、反動による食べすぎにつながりやすいので、少量で満足できるように習慣づけていくことをおすすめします。

昼食

透析治療中の食事

一日の目安　エネルギー1800kcal　たんぱく質60g　塩分6g未満
カリウム2000mg以下　リン900mg以下

適量しっかり献立 ④

1人分	エネルギー 756kcal	たんぱく質 28.0g	塩分 2.3g
	カリウム 894mg	リン 393mg	

雑穀ごはん

里芋チーズコロッケ

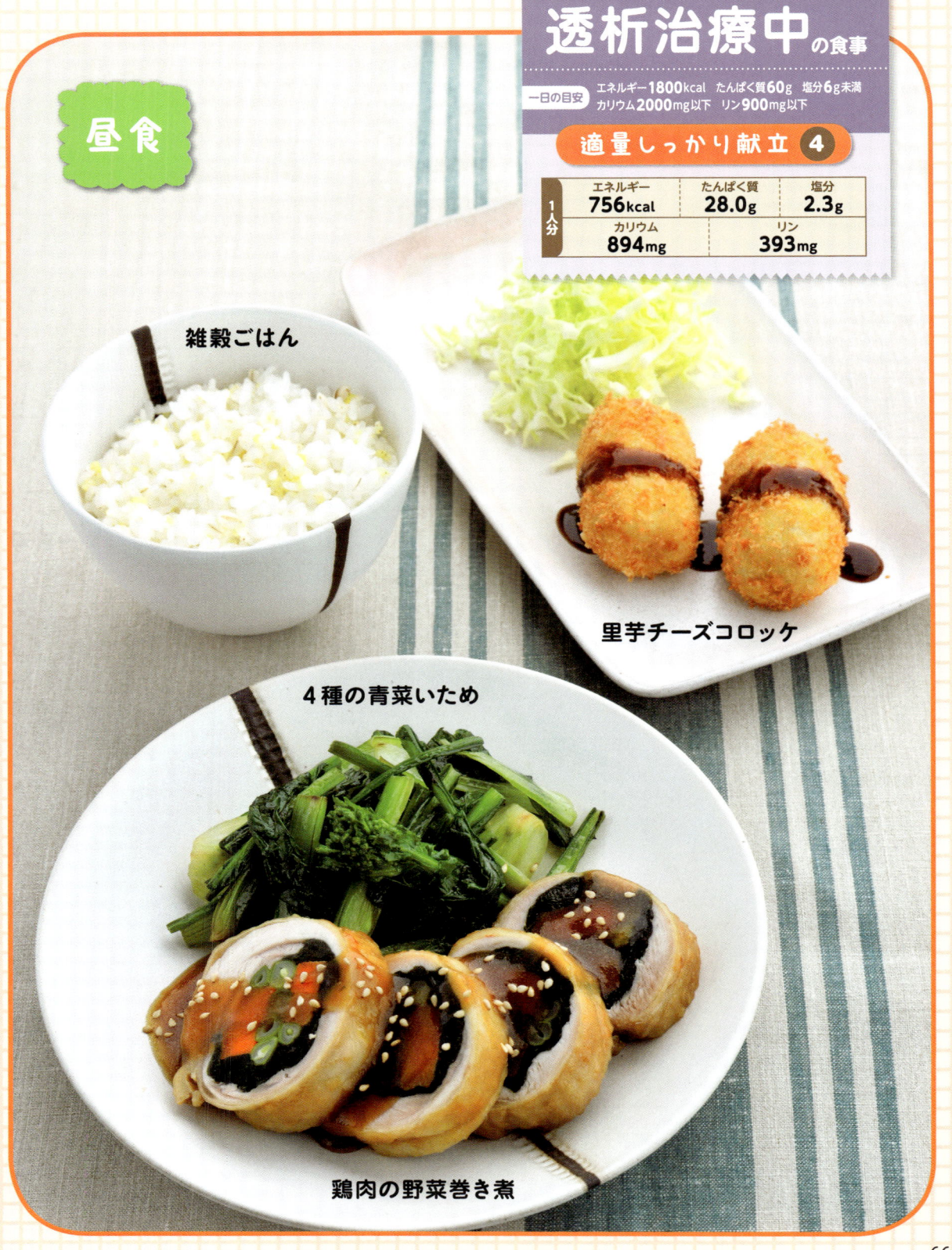

4種の青菜いため

鶏肉の野菜巻き煮

RECIPE

透析治療中 昼 適量しっかり献立 ④

4種の青菜いため

1人分
エネルギー **40**kcal
たんぱく質 **1.4**g　塩分 **0.2**g
カリウム **161**mg　リン **31**mg

材料（1人分）
ほうれん草‥‥‥‥‥‥ 小1株(15g)
青梗菜‥‥‥‥‥‥‥ 小1/5株(15g)
菜の花‥‥‥‥‥‥‥‥ 小1茎(15g)
小松菜‥‥‥‥‥‥‥ 小1/2株(15g)
ⓐ ┌ ヘルシオ‥‥‥‥‥ ミニスプーン1/4(0.3g)
　 └ 減塩顆粒こんぶだし
　　　　　　　　‥‥ ミニスプーン1/3(0.2g)
こしょう‥‥‥‥‥‥‥‥‥ 少量
サラダ油‥‥‥‥‥‥ 大さじ1/4(3g)

作り方
1 青菜類はゆでて水にとり、水けを絞る。4～5cm長さに切る。
2 フライパンに油を熱し、1をいため、ⓐで調味する。

※青菜は4種類そろえなくても、合わせて60g（1人分）になれば好みのもので作ってもよい。

雑穀ごはん

1人分
エネルギー **268**kcal
たんぱく質 **4.7**g　塩分 **0**g
カリウム **74**mg　リン **68**mg

1人分
雑穀ごはん‥‥‥‥‥‥‥‥‥‥ 180g
（市販の雑穀ごはんの素を混ぜて炊く）

里芋チーズコロッケ

1人分
エネルギー **235**kcal
たんぱく質 **7.3**g　塩分 **1.1**g
カリウム **294**mg　リン **136**mg

材料（1人分）
冷凍里芋‥‥‥‥‥‥‥‥ 3個(60g)
┌ とろけるチーズ‥‥‥‥‥‥ 20g
ⓐ│ ヘルシオ‥‥‥‥ ミニスプーン1/3(0.4g)
└ こしょう‥‥‥‥‥‥‥‥ 少量
　┌ 小麦粉‥‥‥‥‥‥‥ 小さじ1(3g)
衣│ とき卵‥‥‥‥‥‥‥‥‥ 4g
　└ パン粉（乾）‥‥‥ 大さじ1 2/3(5g)
揚げ油‥‥‥‥‥‥‥‥‥‥ 適量
キャベツ‥‥‥‥‥‥‥‥ 1/4枚(20g)
中濃ソース‥‥‥‥‥ 小さじ1 1/3(8g)
パセリ（あれば）‥‥‥‥‥‥ 少量

作り方
1 冷凍里芋はやわらかくゆでてマッシャーでつぶし、ⓐを加えて混ぜる。
2 キャベツはせん切りにし、水にさらして水けをきる。
3 1を2等分し、それぞれ俵形に成形し、小麦粉、とき卵、パン粉の順にまぶす。
4 なべに揚げ油を入れて170℃に熱し、3をカラリと揚げる。
5 皿に盛り、中濃ソースをかける。2のキャベツを添え、みじん切りにしたパセリを散らす。

鶏肉の野菜巻き煮

1人分
エネルギー **213**kcal
たんぱく質 **14.6**g　塩分 **1.0**g
カリウム **365**mg　リン **158**mg

材料（3人分）
┌ 鶏もも肉‥‥‥‥‥‥ 1枚(240g)
│ ヘルシオ‥‥‥‥ ミニスプーン3/4(0.9g)
└ こしょう‥‥‥‥‥‥‥‥ 少量
にんじん‥‥‥‥‥‥‥ 1/2本弱(60g)
さやいんげん‥‥‥‥‥ 6～8本(60g)
カットわかめ（乾）‥‥‥‥‥‥ 3g
┌ 減塩しょうゆ‥‥‥‥‥ 大さじ1(18g)
│ 砂糖‥‥‥‥‥‥‥‥ 小さじ2(6g)
ⓐ│ みりん‥‥‥‥‥ 小さじ1 1/2(9g)
│ おろししょうが‥‥‥ 小さじ1 1/2(9g)
└ 水‥‥‥‥‥‥‥‥ 1 1/2カップ(300mℓ)
┌ かたくり粉‥‥‥‥‥‥ 小さじ2(6g)
└ 水‥‥‥‥‥‥‥‥ 大さじ1弱(12mℓ)
いり白ごま‥‥‥‥‥‥‥ 小さじ2(6g)

作り方
1 鶏肉は観音開きにしてヘルシオとこしょうをふって下味をつける。
2 にんじんは棒状に切り、さやいんげんは筋を除いて、ともに下ゆでする。カットわかめはもどして洗い、水けを絞る。
3 1を皮を下にして広げて2を置いて巻き、たこ糸で数か所縛る。
4 フライパンにⓐを合わせて煮立て、3を入れて煮汁をかけながら弱めの中火で煮る。
5 鶏肉に火が通ったらとり出して輪切りにし、器に盛る。
6 残った煮汁に水どきかたくり粉を加えてとろみをつけ、5にかける。ごまをふる。

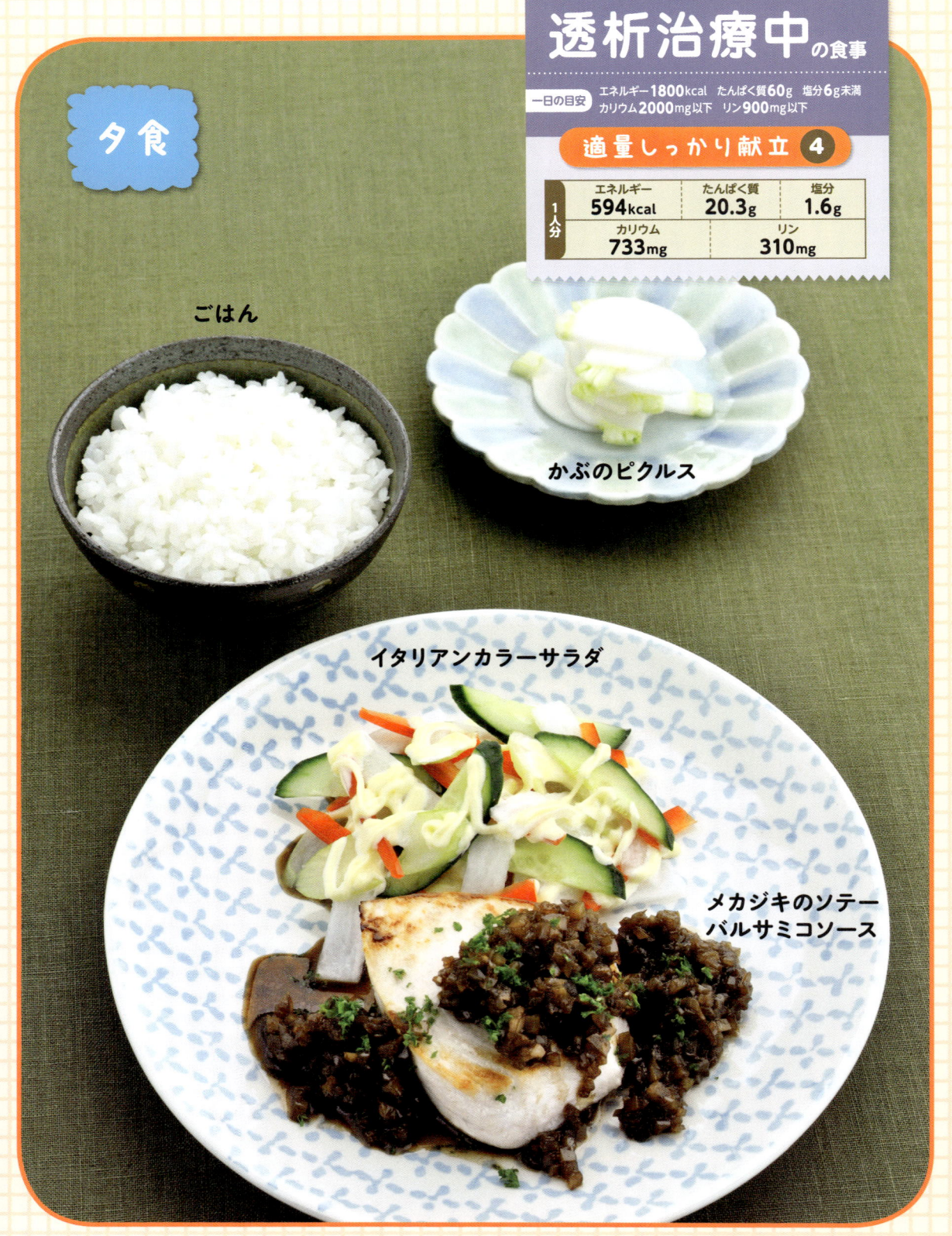

夕食

透析治療中の食事

一日の目安　エネルギー1800kcal　たんぱく質60g　塩分6g未満
カリウム2000mg以下　リン900mg以下

適量しっかり献立 ４

1人分	エネルギー 594kcal	たんぱく質 20.3g	塩分 1.6g
	カリウム 733mg	リン 310mg	

- ごはん
- かぶのピクルス
- イタリアンカラーサラダ
- メカジキのソテー バルサミコソース

RECIPE

かぶのピクルス

1人分
エネルギー **11**kcal
たんぱく質 **0.2**g　塩分 **0.1**g
カリウム **84**mg　リン **8**mg

材料（4人分）
かぶ	小2個(120g)
┌ 塩	ミニスプーン1/2(0.6g)
ⓐ 砂糖	小さじ1 1/3(4g)
└ 酢	大さじ4/5(12g)

作り方
1 かぶは皮をむき、半分に切ってさらに縦に薄切りにする。
2 ポリ袋に1とⓐを加え、空気を抜いて口を閉じる（ポリ袋の中に、なるべく空気が入らないようにする）。30分ほどおいて味をなじませる。

ごはん

1人分
エネルギー **267**kcal
たんぱく質 **4.6**g　塩分 **0**g
カリウム **66**mg　リン **72**mg

1人分
ごはん …………………… 180g

イタリアンカラーサラダ

1人分
エネルギー **83**kcal
たんぱく質 **0.6**g　塩分 **0.3**g
カリウム **173**mg　リン **21**mg

材料（1人分）
┌ 大根	30g
└ 塩	少量(0.1g)
きゅうり	1/5本(20g)
セロリ	10g
パプリカ（赤）	10g
マヨネーズ	小さじ2 1/2(10g)

作り方
1 大根は薄い短冊切りにし、塩をふる。きゅうりは縦半分に切ってさらに斜め薄切り、セロリは斜め薄切り、パプリカはせん切りにする。
2 器に1の野菜を盛り合わせ、マヨネーズをかける。

メカジキのソテー バルサミコソース

1人分
エネルギー **233**kcal
たんぱく質 **14.9**g　塩分 **1.2**g
カリウム **410**mg　リン **209**mg

材料（1人分）
┌ カジキ（切り身）	1切れ(80g)
└ 塩	ミニスプーン1/3(0.4g)
サラダ油	小さじ1/2(2g)
玉ねぎ	1/5個(40g)
にんにくのみじん切り	0.3g
オリーブ油	大さじ1/2(6g)
マーガリン	大さじ1/4(3g)
┌ 塩	ミニスプーン1/3(0.4g)
ⓐ バルサミコ酢	大さじ1(15g)
└ 白ワイン	大さじ1/2強(8g)
パセリのみじん切り	小さじ1(1g)

作り方
1 カジキは塩をふって下味をつける。
2 玉ねぎはみじん切りにし、水にさらして水けを絞る。
3 フライパンにサラダ油を熱し、1をこんがりと焼き目をつけながら焼いて火を通し、器に盛る。
4 3のフライパンに残った油をキッチンペーパーで軽くふきとり、オリーブ油とマーガリンを加えて火にかけ、2の玉ねぎとにんにくをいためる。しんなりとなったらⓐを加えてよく混ぜる。
5 3のカジキのソテーに4のソースをかけ、パセリを散らす。

ピクルスは、下ゆでしてから漬ければより味がなじみやすく

この献立の「かぶのピクルス」は、生のかぶをピクルス液に漬けていますが、もっと味をなじませたい場合は、皮をむいて切ったかぶをさっと下ゆでしてから漬けるとよいでしょう。カリウムも減って一石二鳥。ピクルス液の味がうすまらないよう、漬ける前にかぶの水けをしっかりと除くのがポイントです。

昼食の主菜を差しかえ

66ページ昼食献立の主菜
「鶏肉の野菜巻き煮」を
この料理にチェンジ！

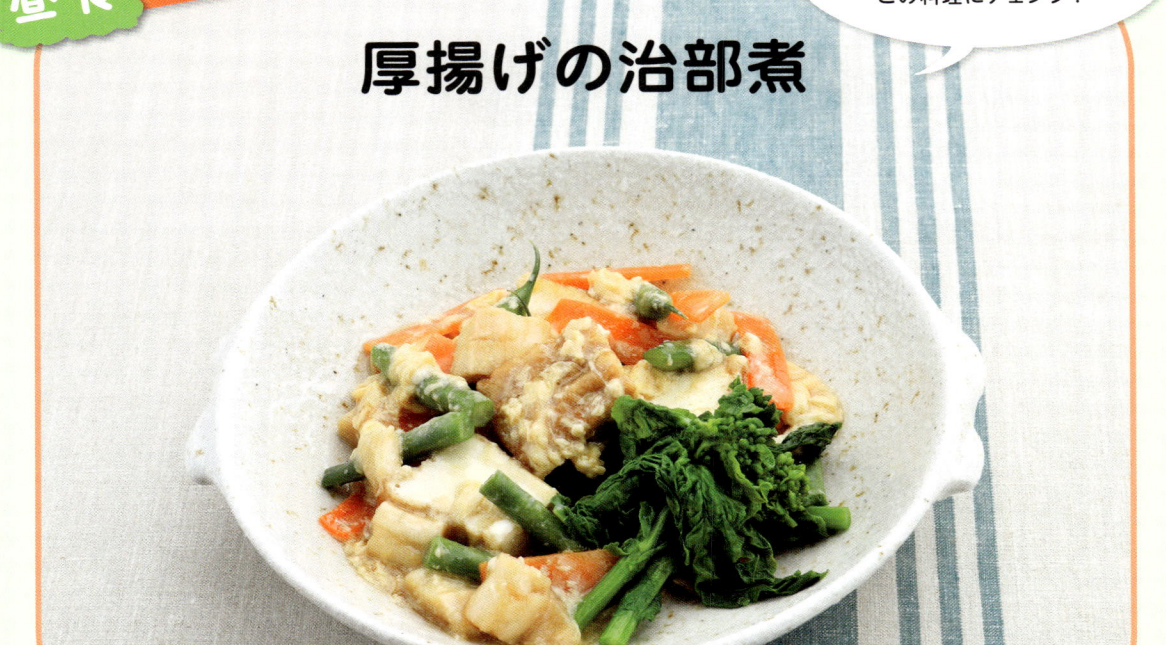

厚揚げの治部煮

1人分	エネルギー **226** kcal	塩分 **1.0** g
	たんぱく質 **14.9** g	
	カリウム **391** mg	リン **209** mg

とろりとした煮汁ととき卵が全体にからんで、やさしい味わいの一品です。

材料（1人分）

- 厚揚げ……………… 2/5枚（80g）
- かたくり粉………… 小さじ1（3g）
- にんじん…………… 1/6本（20g）
- さやいんげん……… 3本（20g）
- おつゆ麸…………… 2g
- とき卵……………… S1/2個分（25g）
- ⓐ
  - 減塩しょうゆ…… 小さじ1 1/2（9g）
  - 酒………………… 小さじ1弱（4g）
  - 砂糖……………… 小さじ1（3g）
  - みりん…………… 小さじ1/3（2g）
  - 顆粒和風だし…… ミニさじ1/3（0.2g）
  - 水………………… 1/2カップ（100ml）
- 菜の花……………… 小3本（30g）

作り方

1. 厚揚げは熱湯をかけて油抜きをし、一口大に切る。麸は水につけてもどし、水けを絞る。
2. にんじんは短冊切りにし、下ゆでして湯をきる。いんげんは筋を除いて3等分に切る。
3. 菜の花はゆでて水にとり、水けを絞って4～5cmに切る。
4. なべにⓐを入れて煮立て、1の厚揚げにかたくり粉をまぶして加える。
5. 2の野菜と1の麸も加えてひと煮立ちさせ、とき卵をまわし入れて半熟状になったら火を消す。器に盛り、3の菜の花を添える。

70

column

手軽に使える、たんぱく質調整食品

　食事療法を始めたばかりで、たんぱく質をうまく調節できない人は、たんぱく質調整食品を利用するのもよいでしょう。主食となるごはんやパンなどをたんぱく質調整食品におきかえると、食べる量とエネルギーはしっかりキープしながらたんぱく質をおさえられます。

　また、リンの摂取量が気になる人にも、たんぱく質調整食品をおすすめします。たんぱく質をおさえると同時に、リンの摂取もある程度おさえることができるからです。そのため、ほかの食材からのリン制限をゆるやかにすることが可能です。

　そして、たまにはたんぱく質量や塩分量などを考えながらの調理をお休みしたいときもありますよね。そんなときに活躍するのがレトルトや冷凍のたんぱく質調整食品です。腎臓病の食事療法をしている人のために、たんぱく質、塩分、リン、カリウムなどの量を考慮して作られたものなので、安心して食べられます。手軽でおいしいものが増えているので、試してみるのもよいでしょう。

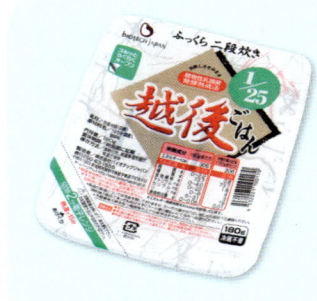

たんぱく質調整食品

A 白米の25分の1のたんぱく質量の低たんぱく質ごはん。手軽な1食分のレトルトタイプ。

B 米粉を使い焼き上げた、食塩無添加のたんぱく質調整食パン。トーストして食べるとよい。

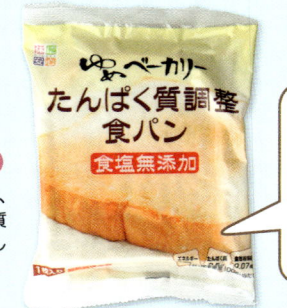

主食にたんぱく質調整食品を利用すると、たんぱく質やリンの摂取量がおさえられ、制限をゆるやかにできます。

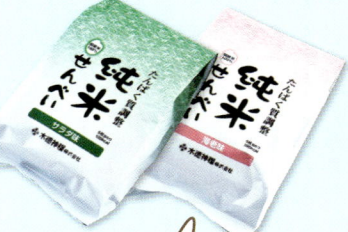

C 5枚で100kcal、たんぱく質0.1g～0.3gに調整された純米せんべい。軽い食感で一口サイズ。

D レンジでチンするだけの冷凍食品。ごはんはたんぱく質調整米を使用。

たんぱく質をおさえたお菓子なら、間食も安心です。

たんぱく質、カリウム、リン、塩分を調整した冷凍食品。ランチにも手軽に利用できます。

紹介している商品はインターネットなどで購入可能です。商品に関するお問い合わせは
Ⓐ Ⓒ 木徳神糧（株）0120-885-811　Ⓑ Ⓓ キッセイ薬品工業（株）　キッセイ食事サポートサービス/0120-515-260

透析治療中の食事

一日の目安　エネルギー1800kcal　たんぱく質60g　塩分6g未満
カリウム2000mg以下　リン800mg以下

リン控えめのバランス献立 ①

1人分	エネルギー 583kcal	たんぱく質 12.8g	塩分 1.3g
	カリウム 271mg	リン 166mg	

朝食

ティーオレ

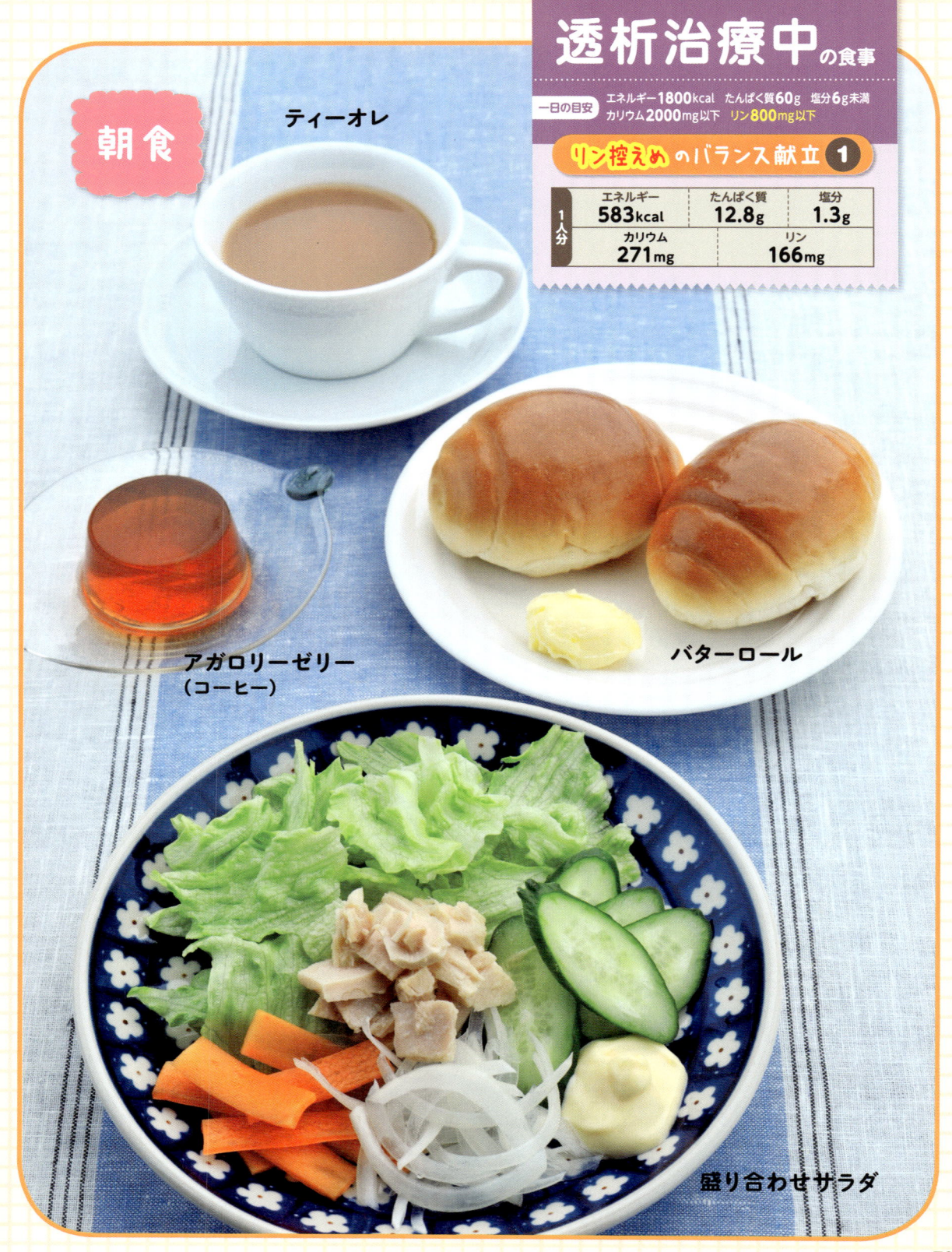

アガロリーゼリー（コーヒー）

バターロール

盛り合わせサラダ

RECIPE

バターロール

1人分
エネルギー 270kcal
たんぱく質 5.6g　塩分 0.8g
カリウム 65mg　リン 52mg

1人分
バターロール …………… 2個(80g)
マーガリン …………… 小さじ2(8g)

ティーオレ

1人分
エネルギー 29kcal
たんぱく質 0.3g　塩分 0g
カリウム 14mg　リン 10mg

1人分
紅茶 ………………… 1杯(145mℓ)
コーヒーフレッシュ ……… 1個(5g)
砂糖 ………………… 小さじ1(3g)

アガロリーゼリー(コーヒー)

1人分
エネルギー 114kcal
たんぱく質 0g　塩分 0g
カリウム 0mg　リン 1mg

材料(1人分)
アガロリーコーヒー味※ ……… 30g
熱湯 ………………… 1/3ｶｯﾌﾟ強(70mℓ)

作り方
1. 沸騰直後の湯をボールに入れ、アガロリーを加え、かき混ぜてよくとかす。
2. 容器に入れて冷蔵庫で冷やしかため、器に盛る。

※アガロリーについては63ページ参照。

盛り合わせサラダ

1人分
エネルギー 170kcal
たんぱく質 6.9g　塩分 0.5g
カリウム 192mg　リン 103mg

材料(1人分)
ツナ油漬け缶詰め …… 1/2缶弱(30g)
レタス ………………………… 1枚(30g)
きゅうり ……………………… 1/5本(20g)
にんじん ……………………………… 10g
玉ねぎ ………………………………… 10g
マヨネーズ ……………… 小さじ2 1/2(10g)

作り方
1. にんじんは短冊切りにし、ゆでて湯をきる。
2. レタスは一口大にちぎり、きゅうりは斜め薄切りにする。玉ねぎは縦に薄切りにし、それぞれ水にさらして水けをきる。
3. ツナは軽く缶汁をきり、**1**と**2**とともに盛り合わせ、マヨネーズを添える。

透析治療中　朝　リン控えめのバランス献立①

コーヒーよりも紅茶がおすすめ

カリウムは飲み物にも含まれます。カップ1杯(145mℓ)のコーヒーと紅茶を比べると、コーヒーのカリウム量は94mgで、紅茶の12mgのおよそ8倍です。パンが主食の朝食には、コーヒーよりも紅茶を合わせたほうが、カリウムの摂取量を控えられます。牛乳にはリンが多いので、ミルクティーはミルク控えめのものをたまに飲む程度にとどめましょう。紅茶と同じお茶類では、麦茶や玄米茶がカリウム少なめです。玉露は1杯(100mℓ)にカリウムを340mgも含むので、飲まないほうがよいでしょう。

透析治療中の食事

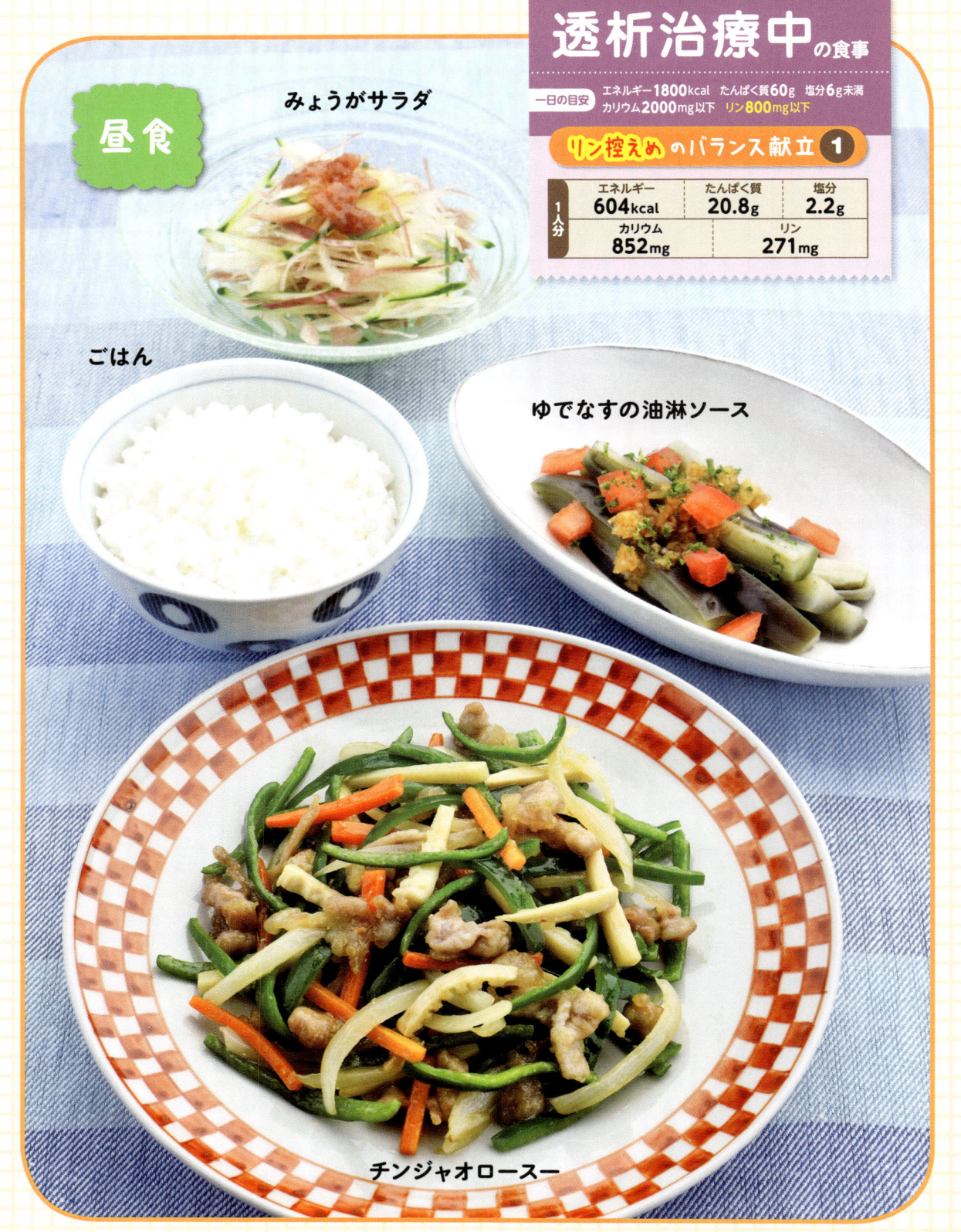

一日の目安　エネルギー1800kcal　たんぱく質60g　塩分6g未満
カリウム2000mg以下　リン800mg以下

リン控えめ のバランス献立 ①

1人分	エネルギー 604kcal	たんぱく質 20.8g	塩分 2.2g
	カリウム 852mg	リン 271mg	

昼食

- みょうがサラダ
- ごはん
- ゆでなすの油淋ソース
- チンジャオロースー

RECIPE

透析治療中 昼 リン控えめのバランス献立❶

みょうがサラダ

1人分
エネルギー **46**kcal
たんぱく質 **0.6**g　塩分 **0.5**g
カリウム **109**mg　リン **10**mg

材料（1人分）
みょうが……………………… 2個(40g)
きゅうり……………………………… 10g
ⓐ ┌ 減塩梅干し……………………… 4g
　├ ヘルシオ……………ミニスプーン1/4(0.3g)
　├ 削りガツオ………………… 少量(0.1g)
　├ オリーブ油…………………小さじ1(4g)
　└ 酢……………………ミニスプーン2(2g)

作り方
1 みょうがは縦半分に切ってから斜め薄切りに、きゅうりはせん切りにする。
2 減塩梅干しは細かくたたき刻み、ⓐを混ぜ合わせて梅ドレッシングを作る。
3 1を器に盛り、2をかける。

チンジャオロースー

1人分
エネルギー **268**kcal
たんぱく質 **14.8**g　塩分 **1.5**g
カリウム **544**mg　リン **171**mg

材料（1人分）
豚もも薄切り肉 ………………………… 60g
ⓐ ┌ ヘルシオ ……………………小さじ1/6(1g)
　├ こしょう ………………………… 少量
　├ おろししょうが ………… 小さじ1/3(2g)
　└ かたくり粉 ……………… 小さじ2(6g)
にんじん ………………………………… 10g
玉ねぎ ………………………… 1/5個(40g)
ピーマン ……………………… 2個(50g)
ゆで竹の子 ………………… 中1/3個(20g)
揚げ油 …………………………………… 適量
ⓑ ┌ 減塩みそ ……………………小さじ1弱(5g)
　├ 減塩しょうゆ ……………… 小さじ1/2(3g)
　├ 砂糖 ……………………… 小さじ2/3(2g)
　├ 顆粒コンソメ ……… ミニスプーン2/3(0.4g)
　├ かたくり粉 ……………… 小さじ2/3(2g)
　└ 水 ………………… 大さじ1 1/3(20mℓ)

作り方
1 豚肉は5mm幅の細切りにし、ⓐをもみ込む。
2 にんじん、玉ねぎ、ピーマン、竹の子は5mm太さの細切りにする。
3 フライパンに揚げ油を入れて150℃に熱し、1の豚肉をほぐしながら揚げ、火が通ったらとり出して油をきる。
4 3のフライパンに肉を揚げた油を少量残し、2のにんじんと玉ねぎをいためる。火が通ったら、2のピーマンと竹の子も加え、いため合わせる。
5 全体に油がなじんだら、3の豚肉を加えてざっといため混ぜる。
6 ⓑを混ぜ合わせて加え、手早くいためて全体に味をなじませる。とろみがついたら火を消す。

ごはん

1人分
エネルギー **267**kcal
たんぱく質 **4.6**g　塩分 **0**g
カリウム **66**mg　リン **72**mg

1人分
ごはん …………………………… 180g

ゆでなすの油淋ソース

1人分
エネルギー **23**kcal
たんぱく質 **0.8**g　塩分 **0.2**g
カリウム **133**mg　リン **18**mg

材料（1人分）
なす ……………………………… 2/3本(50g)
ⓐ ┌ 玉ねぎ …………………………………… 5g
　├ おろししょうが ……… 小さじ1/6(1g)
　├ 減塩しょうゆ ……… ミニスプーン2強(2.5g)
　├ 酢 ………………………… 小さじ2/5(2g)
　├ 砂糖 ……………………… 小さじ1/2(1.5g)
　└ こしょう ………………………………… 少量
トマト …………………………………… 10g
パセリのみじん切り ………………… 少量

作り方
1 なすは縦8等分に切り、ゆでて冷水にとり、水けを絞る。トマトは1～2cmの角切りにする。
2 玉ねぎはみじん切りにし、水にさらして水けを絞る。ⓐを混ぜ合わせて油淋ソースを作る。
3 器に1のなすを盛り、2のソースをかけて、1のトマトとパセリを散らす。

75

透析治療中の食事

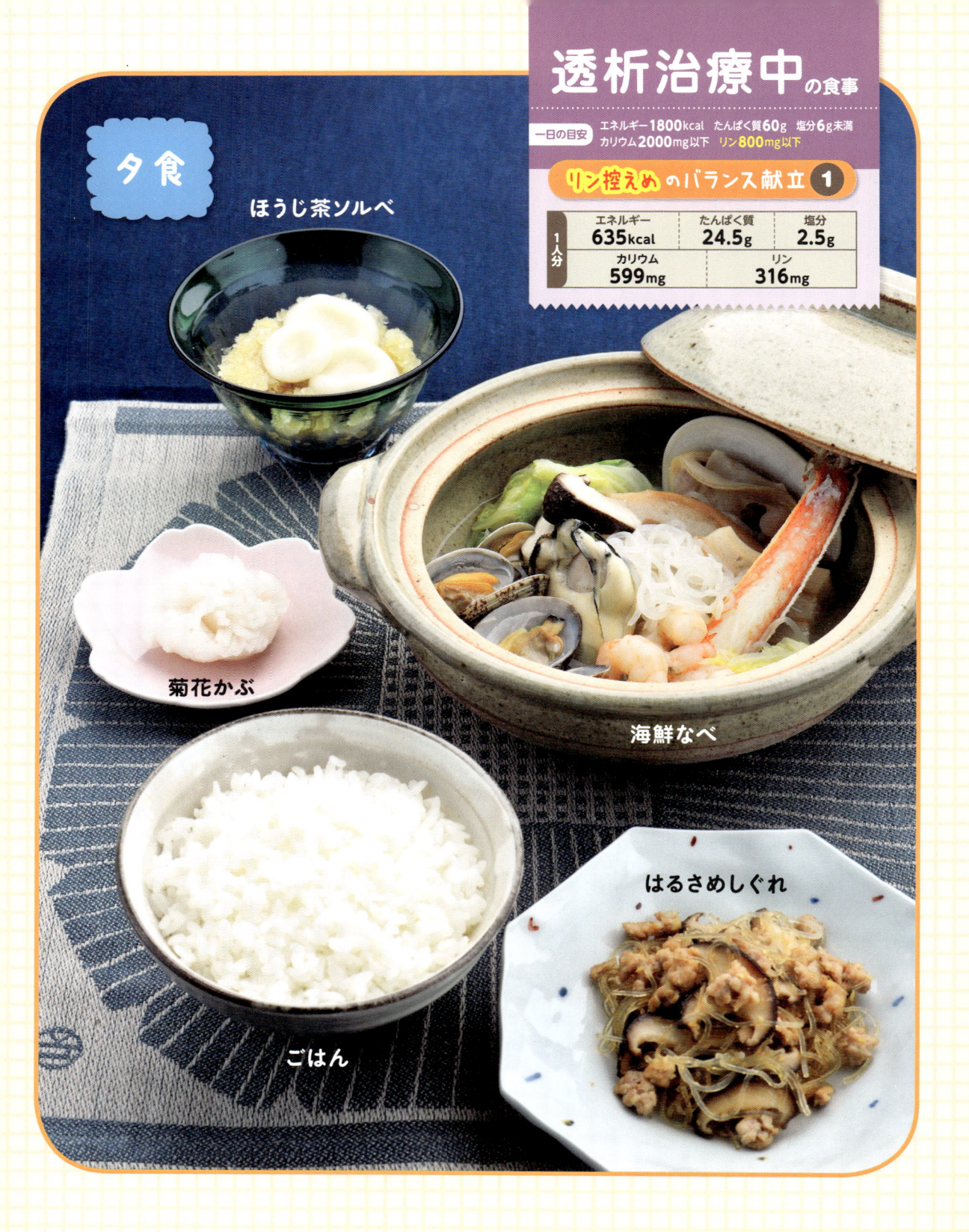

一日の目安 エネルギー1800kcal たんぱく質60g 塩分6g未満
カリウム2000mg以下 リン800mg以下

リン控えめ のバランス献立 ①

1人分	エネルギー 635kcal	たんぱく質 24.5g	塩分 2.5g
	カリウム 599mg		リン 316mg

夕食

- ほうじ茶ソルベ
- 菊花かぶ
- 海鮮なべ
- ごはん
- はるさめしぐれ

RECIPE

透析治療中 夕 リン控えめのバランス献立 ①

菊花かぶ

1人分
エネルギー **15**kcal
たんぱく質 **0.2**g　塩分 **0.3**g
カリウム **84**mg　リン **8**mg

材料（4人分）
- かぶ……………………小4個(120g)
- ヘルシオ………………小さじ1/3(2g)
- 砂糖……………………小さじ2 2/3(8g)
- 酢………………………大さじ4/5(12g)

作り方
1. かぶは皮を厚めにむき、茎がついていたほうを下にしてまな板に置く。下の部分を切り離さないように5mmほど残して、縦横に細かく切り目を入れる。
2. 1のかぶにヘルシオをふって2～3時間おく。
3. ポリ袋に2、砂糖、酢を入れ、空気を抜いて口を閉じ、一晩漬け込む（ポリ袋の中に、なるべく空気が入らないようにする）。

はるさめしぐれ

1人分
エネルギー **114**kcal
たんぱく質 **3.8**g　塩分 **0.4**g
カリウム **94**mg　リン **40**mg

材料（1人分）
- はるさめ（乾）……………………10g
- 生しいたけ………………1/2個(5g)
- 鶏ももひき肉……………………20g
- しょうがのみじん切り…少量(0.5g)
- 減塩しょうゆ……………小さじ1弱(5g)
- 砂糖……………………小さじ2/3(2g)
- サラダ油…………………大さじ1/4(3g)

作り方
1. はるさめは3分ほどゆでてもどし、湯をきって食べやすい長さに切る。
2. しいたけは薄切りにする。
3. フライパンに油を熱し、鶏ひき肉としょうがをいためる。肉の色が変わったら2のしいたけを入れていためる。
4. しいたけに火が通ったら、減塩しょうゆと砂糖で調味する。1のはるさめを加えていため合わせ、全体に味がなじんだら火を消す。

海鮮なべ

1人分
エネルギー **115**kcal
たんぱく質 **14.6**g　塩分 **1.8**g
カリウム **342**mg　リン **186**mg

材料（1人分）
- ハマグリ……殻つき1個(正味10g)
- アサリ………殻つき5個(正味15g)
- むきエビ…………小3尾(30g)
- ズワイガニ
    …………殻つき足1本(正味15g)
- カキまたはホタテ……1～2個(35g)
- 白菜………………………1/3枚(50g)
- 生しいたけ………………1個(10g)
- しらたき…………………………50g
- 車麩………………………………7g
- ａ
  - ヘルシオ………ミニスプーン2/3(0.8g)
  - 減塩しょうゆ……ミニスプーン1/2(0.6g)
  - 減塩顆粒こんぶだし
    ……………………小さじ1/3(1g)
  - かたくり粉………小さじ2/3(2g)
  - 水…………………3/4カップ(150ml)

作り方
1. ハマグリとアサリは殻をこすり合わせてよく洗う。
2. 白菜は軸はそぎ切り、葉は一口大に切る。しいたけは軸を除いて一口大に切る。それぞれ下ゆでして湯をきる。
3. しらたきは下ゆでして、食べやすい長さに切る。車麩は水でもどして水けを絞る。
4. 土なべにすべての具材を盛り合わせ、ａを加えてふたをし、弱火にかける。海鮮に火が通るまで煮込む。

※魚介類は、全体の正味重量が100g程度になるように調整すれば、種類を減らしてもよい。

ごはん

1人分
エネルギー **267**kcal
たんぱく質 **4.6**g　塩分 **0**g
カリウム **66**mg　リン **72**mg

1人分
- ごはん……………………………180g

ほうじ茶ソルベ

1人分
エネルギー **124**kcal
たんぱく質 **1.3**g　塩分 **0**g
カリウム **13**mg　リン **10**mg

（材料と作り方は79ページ）

透析治療中の食事

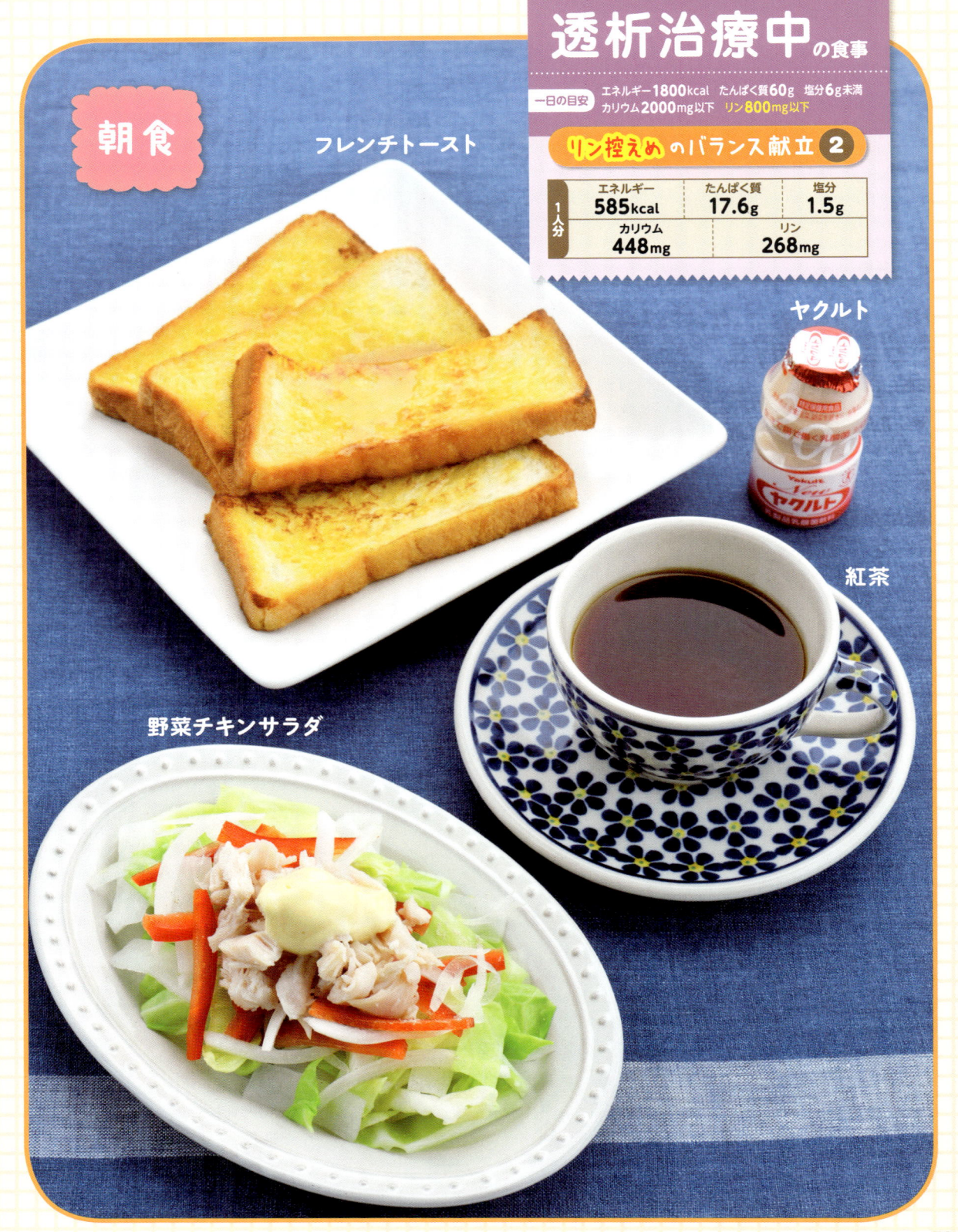

一日の目安　エネルギー1800kcal　たんぱく質60g　塩分6g未満
カリウム2000mg以下　リン800mg以下

リン控えめ のバランス献立 ❷

1人分	エネルギー 585kcal	たんぱく質 17.6g	塩分 1.5g
	カリウム 448mg	リン 268mg	

朝食

フレンチトースト

ヤクルト

紅茶

野菜チキンサラダ

RECIPE

透析治療中 朝 リン控えめのバランス献立 ❷

紅茶

1人分
エネルギー 2 kcal
たんぱく質 0.1g　塩分 0g
カリウム 12mg　リン 3mg

1人分
紅茶 ………………………… 1杯(120㎖)

ヤクルト

1人分
エネルギー 50 kcal
たんぱく質 0.8g　塩分 0g
カリウム 39mg　リン 23mg

1人分
ヤクルト ………………………… 1本(65㎖)

フレンチトースト

1人分
エネルギー 410 kcal
たんぱく質 9.7g　塩分 0.8g
カリウム 113mg　リン 160mg

材料（1人分）
食パン（8枚切り）……… 2枚(90g)
┌ とき卵 ………………………… 15g
ⓐ 砂糖 ……………… 大さじ1強(10g)
└ 牛乳 ……………… 大さじ1 1/3(20g)
マーガリン ………… 小さじ1強(5g)
サラダ油 …………… 小さじ1/4(1g)
はちみつ …………… 大さじ1/2弱(10g)

作り方
1 食パンは半分に切る。
2 ⓐを混ぜ合わせ、1を浸してしばらくおく。
3 フライパンにマーガリンと油を入れて火にかけ、マーガリンがとけたら2を入れて中火で両面を焼く。
4 焼き色がついたら器に盛り、はちみつをかける。

野菜チキンサラダ

1人分
エネルギー 123 kcal
たんぱく質 7.0g　塩分 0.7g
カリウム 284mg　リン 82mg

材料（1人分）
鶏ささ身水煮缶詰め ……………… 30g
玉ねぎ ………………………… 20g
キャベツ ………………… 1/2枚(40g)
大根 ………………………… 40g
パプリカ（赤）………………… 15g
┌ ヘルシオ ………… ミニスプーン1/3(0.4g)
└ こしょう …………………… 少量
マヨネーズ ………… 小さじ2 1/2(10g)

作り方
1 玉ねぎは縦に薄切りにし、水にさらして水けを絞る。
2 キャベツと大根は短冊切りにし、ゆでて湯をきる。パプリカは縦に薄切りにする。
3 器に1と2を盛り、ヘルシオとこしょうをふる。鶏ささ身を盛りつけ、マヨネーズをかける。

● 77ページ「ほうじ茶ソルベ」の材料と作り方

材料（1人分）
┌ ほうじ茶 …………… 1/4カップ(50㎖)
ⓐ 砂糖 ………………… 大さじ1弱(8g)
├ 白玉粉 ……………… 大さじ2強(20g)
├ 砂糖 ………………… 小さじ1 2/3(5g)
└ 水 …………………… 小さじ1(5㎖)

作り方
1 温かいほうじ茶に砂糖を入れてとかし、さめたらバットに入れ、冷凍庫で凍らせる。
2 1時間ほどしてかたまってきたら、スプーンでかき混ぜて空気を含ませる。ほどよくシャーベット状になるまで何度か繰り返す。
3 ボールに白玉粉と砂糖を入れ、水を少しずつ加えて耳たぶ程度のかたさになるまでよくこねる。2〜3等分して丸め、指で押して平らにし、真ん中をくぼませる。
4 3を熱湯でゆで、浮き上がってきたら冷水にとってさます。
5 器に2のシャーベットと4の白玉を盛り合わせる。

※ⓐは4倍量にすると作りやすい。

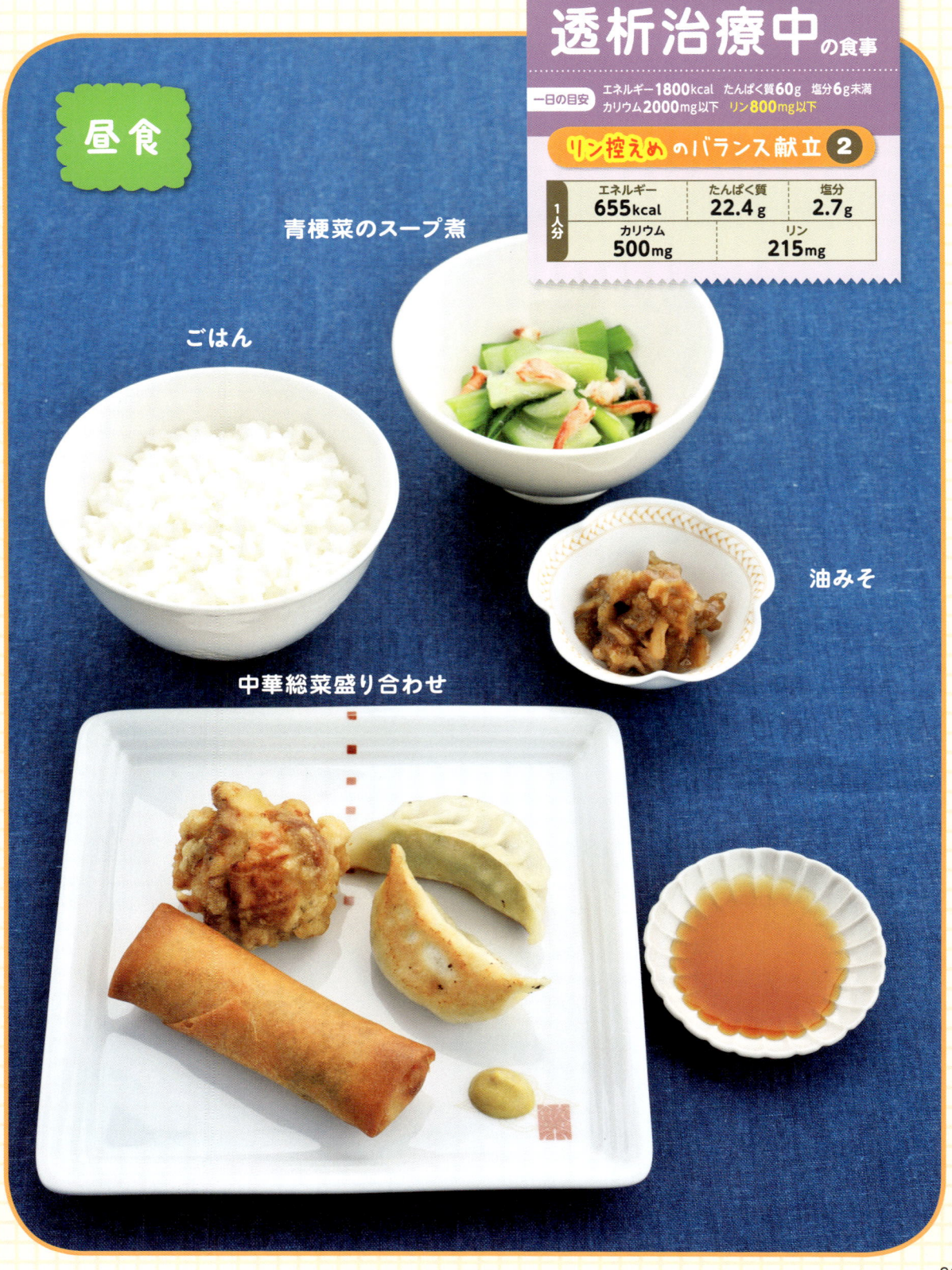

昼食

透析治療中の食事

一日の目安　エネルギー1800kcal　たんぱく質60g　塩分6g未満
カリウム2000mg以下　リン800mg以下

リン控えめのバランス献立 2

1人分		
エネルギー 655kcal	たんぱく質 22.4g	塩分 2.7g
カリウム 500mg		リン 215mg

- 青梗菜のスープ煮
- ごはん
- 油みそ
- 中華総菜盛り合わせ

RECIPE

油みそ

1人分
エネルギー **124**kcal
たんぱく質 **3.4**g　塩分 **0.3**g
カリウム **77**mg　リン **37**mg

材料（5人分）
豚バラ薄切り肉………… 100g
┌ 減塩みそ……… 大さじ1 1/3強(25g)
│ 減塩しょうゆ…… 小さじ1/3強(2.5g)
└ 砂糖………… 大さじ2 2/3強(25g)
サラダ油………… 小さじ2 1/2(10g)

作り方
1 豚肉は1cm幅に切る。
2 フライパンに油を熱し、1の豚肉を中火でいためる。
3 肉の脂が出てきたら減塩みそを加えて弱火にし、いためてみそを肉にからませる。
4 減塩しょうゆと砂糖を加え、焦げないように注意しながらよくいため合わせる。全体に味がなじんだら火を消す。

青梗菜のスープ煮

1人分
エネルギー **19**kcal
たんぱく質 **2.6**g　塩分 **0.6**g
カリウム **135**mg　リン **36**mg

材料（1人分）
青梗菜………………… 1/2株(50g)
カニ水煮缶詰め……………… 10g
┌ ヘルシオ…………… 少量(0.1g)
│ 顆粒コンソメ…… 小さじ1/6(0.5g)
ⓐ こしょう………………… 少量
│ 水………… 大さじ1 1/3(20㎖)
└ かたくり粉………… 小さじ1/3(1g)

作り方
1 青梗菜は葉と軸に切り分け、葉は3〜4cm長さに、軸は縦に4等分に切り、ともに下ゆでする。
2 なべにⓐ、1の青梗菜、カニ缶を入れて火にかけ、とろみがついたら火を消す。

中華総菜盛り合わせ

1人分
エネルギー **245** kcal
たんぱく質 **11.8**g　塩分 **1.8**g
カリウム **222**mg　リン **70**mg

材料（1人分）
┌ ギョーザ（チルド・市販品）
│ ……………………… 2個(32g)
│ サラダ油………… 小さじ1/2(2g)
└ ごま油…………… 小さじ1/4(1g)
┌ 春巻き（冷凍・市販品）
│ ……………………… 1本(50g)
│ 鶏肉のから揚げ（冷凍・市販品）
│ ……………………… 1個(30g)
└ 揚げ油……………………… 適量
┌ 減塩しょうゆ…… 小さじ1/2(3g)
└ 酢………………… 小さじ1(5g)
練りがらし………… 小さじ1/4(0.5g)

作り方
1 フライパンにサラダ油とごま油を熱し、ギョーザを焼く。
2 なべに揚げ油を入れて170℃に熱し、春巻きとから揚げを揚げる（レンジ調理のものは商品説明どおりに電子レンジで加熱する）。
3 1と2を器に盛り合わせ、酢じょうゆ、練りがらしを添える。

市販品もたまにならOK！
ほかの食事や組み合わせる副菜を調整し、食べる分量に気をつければ、ギョーザやから揚げなどの市販品を食べることもたまにはOKです。この献立を、食べる分量の一つの目安としてください。市販品は一般に塩分が多いですが、パッケージに記載されている栄養成分表示をチェックして、塩分がなるべく少ないものを選びましょう。

ごはん

1人分
エネルギー **267**kcal
たんぱく質 **4.6**g　塩分 **0**g
カリウム **66**mg　リン **72**mg

1人分
ごはん………………………… 180g

透析治療中　昼　リン控えめのバランス献立❷

透析治療中の食事

一日の目安 エネルギー**1800**kcal たんぱく質**60**g 塩分**6**g未満
カリウム**2000**mg以下 リン**800**mg以下

リン控えめ のバランス献立 ②

	エネルギー	たんぱく質	塩分
1人分	**654**kcal	**20.0**g	**1.5**g
	カリウム **789**mg	リン **309**mg	

夕食

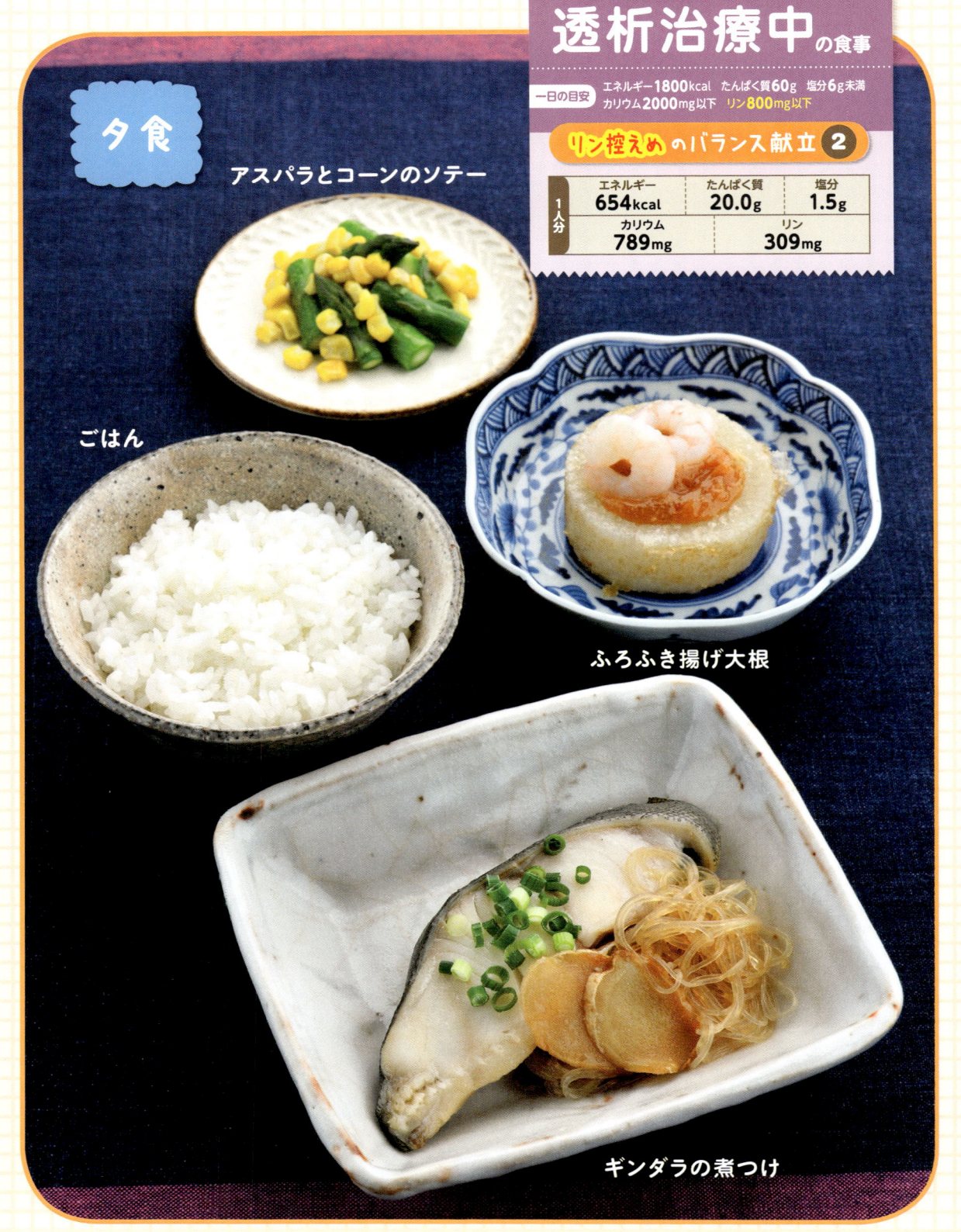

- アスパラとコーンのソテー
- ごはん
- ふろふき揚げ大根
- ギンダラの煮つけ

82

RECIPE

透析治療中 夕 リン控えめのバランス献立 ❷

アスパラとコーンのソテー

1人分
エネルギー **23**kcal
たんぱく質 **1.1**g　塩分 **0.2**g
カリウム **107**mg　リン **26**mg

材料（1人分）
グリーンアスパラガス‥‥ 2本(30g)
冷凍スイートコーン
　‥‥‥‥‥‥‥‥‥ 大さじ1弱(10g)
┌ 塩 ‥‥‥‥‥‥‥‥‥ ミニスプーン1/6(0.2g)
└ こしょう ‥‥‥‥‥‥‥‥‥ 少量
マーガリン ‥‥‥‥‥‥ 小さじ1/4(1g)

作り方
1 アスパラは3cm長さに切り、ゆでて湯をきる。コーンはさっとゆでる。
2 フライパンにマーガリンを入れ、火にかけてとかし、1のアスパラとコーンをいためる。塩とこしょうで調味する。

ごはん

1人分
エネルギー **267**kcal
たんぱく質 **4.6**g　塩分 **0**g
カリウム **66**mg　リン **72**mg

1人分
ごはん ‥‥‥‥‥‥‥‥‥‥‥ 180g

ふろふき揚げ大根

1人分
エネルギー **122**kcal
たんぱく質 **3.2**g　塩分 **0.5**g
カリウム **300**mg　リン **66**mg

材料（1人分）
┌ 大根 ‥‥‥‥‥‥‥‥‥‥‥ 100g
└ かたくり粉 ‥‥‥‥‥‥ 大さじ1強(10g)
揚げ油 ‥‥‥‥‥‥‥‥‥‥‥ 適量
むきエビ ‥‥‥‥‥‥‥‥ 小2尾(10g)
┌ 減塩みそ ‥‥‥‥‥‥ 小さじ1 1/6(7g)
└ 砂糖 ‥‥‥‥‥‥‥‥‥ 小さじ1 2/3(5g)

作り方
1 大根は2cm厚さの輪切りにし、やわらかくなるまでゆでる。むきエビはゆでて火を通す。
2 1の大根の水けをふいてかたくり粉をまぶす。
3 なべに揚げ油を入れて170℃に熱し、2をカラリと揚げる。
4 減塩みそと砂糖を耐熱容器に入れて混ぜ合わせ、電子レンジで10～20秒加熱する。
5 器に3の大根を盛り、4のみそだれをかけ、1のエビを飾る。

ギンダラの煮つけ

1人分
エネルギー **242**kcal
たんぱく質 **11.1**g　塩分 **0.8**g
カリウム **316**mg　リン **145**mg

材料（1人分）
ギンダラ（切り身） ‥‥‥‥ 1切れ(80g)
しょうがの薄切り ‥‥‥‥‥ 1～2枚(3g)
┌ 減塩しょうゆ ‥‥‥‥ 小さじ1 1/6(7g)
│ 砂糖 ‥‥‥‥‥‥‥‥‥ 小さじ1(3g)
ⓐ みりん ‥‥‥‥‥‥‥ 小さじ2/3(4g)
│ 酒 ‥‥‥‥‥‥‥‥ 小さじ1弱(4g)
└ 水 ‥‥‥‥‥‥‥‥‥ 1/4カップ(50ml)
はるさめ（乾） ‥‥‥‥‥‥‥ 10g
小ねぎ ‥‥‥‥‥‥‥‥‥ 1本(3g)

作り方
1 はるさめは3分ほどゆでてもどし、湯をきって食べやすい長さに切る。
2 フライパンにⓐを合わせて煮立て、ギンダラとしょうがの薄切りを入れて、煮汁をかけながら弱めの中火で煮る。
3 ギンダラに火が通ったら1のはるさめを加えて煮汁が少なくなるまで煮る。
4 器に盛り、小口切りにした小ねぎを散らす。

主菜にギンダラを使って、リン控えめの献立に
ギンダラのリン含有量は100gあたり170gで、魚の中では少なめです。80gと比較的たっぷり食べても、リンをとりすぎる心配がありません。脂が多く味がしみ込みにくいので、煮汁を吸わせたはるさめといっしょに食べましょう。

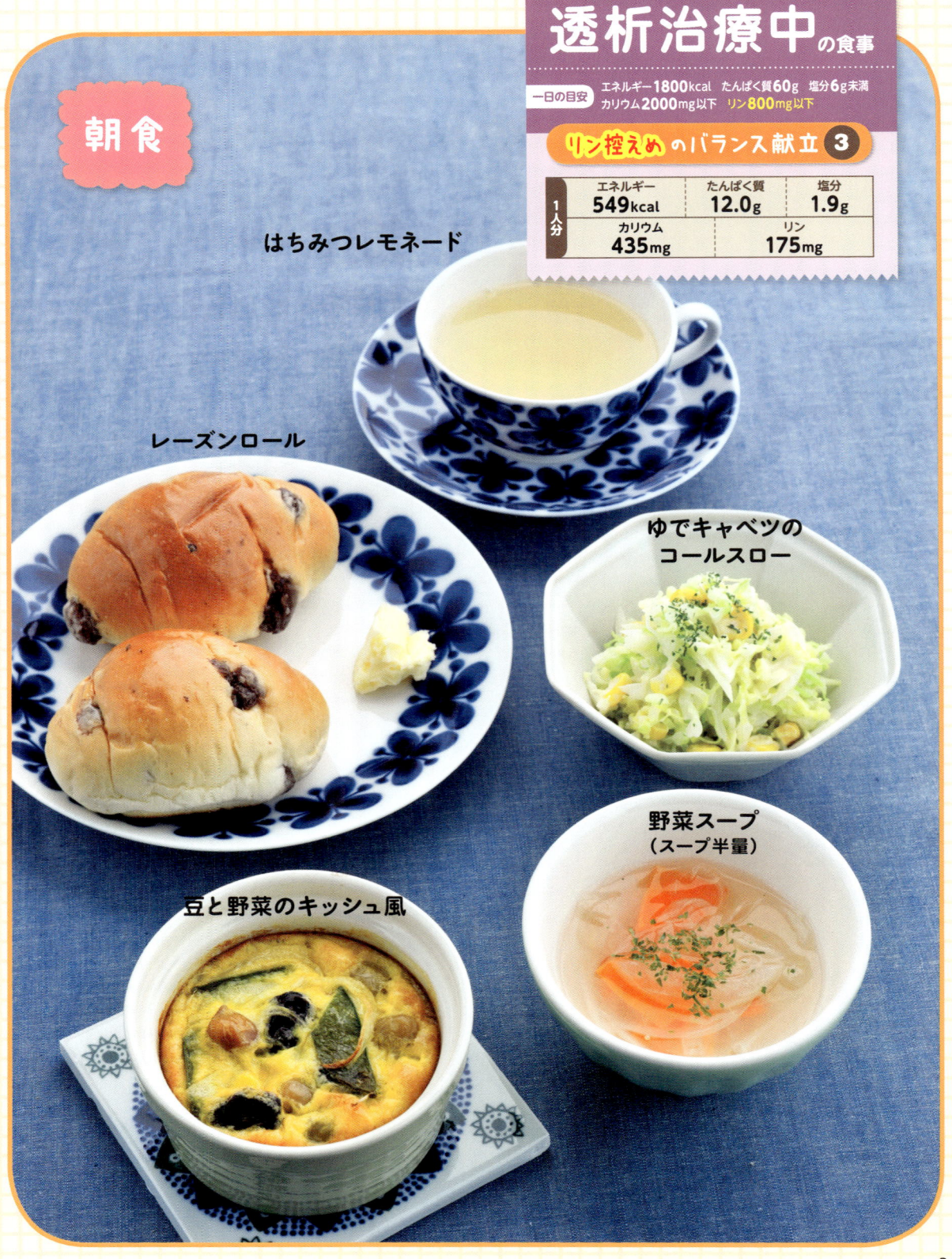

朝食

透析治療中の食事

一日の目安 エネルギー1800kcal たんぱく質60g 塩分6g未満
カリウム2000mg以下 リン800mg以下

リン控えめ のバランス献立 ３

1人分	エネルギー 549kcal	たんぱく質 12.0g	塩分 1.9g
	カリウム 435mg	リン 175mg	

- はちみつレモネード
- レーズンロール
- ゆでキャベツのコールスロー
- 豆と野菜のキッシュ風
- 野菜スープ（スープ半量）

RECIPE

野菜スープ（スープ半量）

1人分
- エネルギー **9**kcal
- たんぱく質 **0.2**g
- 塩分 **0.4**g
- カリウム **37**mg
- リン **7**mg

材料（1人分）
- 玉ねぎ……………………… 15g
- にんじん…………………… 5g
- ┌ 水………………… 1/3ｶｯﾌﾟ弱(65㎖)
- │ 顆粒コンソメ……… 小さじ1/6(0.5g)
- a│ ヘルシオ………… ﾐﾆｽﾌﾟｰﾝ1/4(0.3g)
- └ こしょう………………… 少量
- パセリ（乾）………………… 少量

※aは通常の1人分の汁量の半量です。

作り方
1. 玉ねぎは縦に薄切り、にんじんは薄いいちょう切りにする。それぞれに下ゆでして湯をきる。
2. なべに1、水、コンソメを入れて煮立て、ヘルシオとこしょうで調味する。器に盛ってパセリを散らす。

※汁量が半量のため作りにくい場合は、aを材料表の2倍量で作って、半量の汁を盛ってもよい。

ゆでキャベツのコールスロー

1人分
- エネルギー **92**kcal
- たんぱく質 **1.0**g
- 塩分 **0.2**g
- カリウム **83**mg
- リン **23**mg

材料（1人分）
- キャベツ………………… 1/2枚(40g)
- 玉ねぎ……………………… 10g
- 冷凍スイートコーン……… 10g
- マヨネーズ………… 小さじ2 1/2(10g)
- パセリ（乾）…………… 少量(0.2g)

作り方
1. キャベツはせん切り、玉ねぎは縦に薄切りにする。それぞれ下ゆでして湯をきり、あら熱がとれたら水けを絞る。
2. コーンはさっとゆでてさます。
3. 1のキャベツと玉ねぎと2のコーンをマヨネーズであえる。器に盛ってパセリを散らす。

豆と野菜のキッシュ風

1人分
- エネルギー **109**kcal
- たんぱく質 **5.6**g
- 塩分 **0.5**g
- カリウム **183**mg
- リン **91**mg

材料（1人分）
- ミックスビーンズ※………… 30g
- 玉ねぎ……………………… 15g
- さやえんどう…………… 2枚(5g)
- ┌ とき卵………………… 1/4個分(15g)
- │ 牛乳………………… 小さじ2(10g)
- │ 生クリーム………… 小さじ1(5g)
- a│ ヘルシオ……… ﾐﾆｽﾌﾟｰﾝ1/2弱(0.5g)
- │ 顆粒コンソメ…… ﾐﾆｽﾌﾟｰﾝ1/6(0.1g)
- └ こしょう………………… 少量
- サラダ油………………… 小さじ1/4(1g)

※ミックスビーンズは、水煮またはドライパックのものを使用。

作り方
1. 玉ねぎは縦に薄切り、さやえんどうは筋を除いて斜め半分に切る。それぞれ下ゆでして湯をきる。
2. aを合わせてよく混ぜる。
3. フライパンに油を熱し、ミックスビーンズと1をいためる。
4. 全体に油がなじんだら耐熱性の器に入れ、2を流し入れて180℃のオーブンで20分焼く。

はちみつレモネード

1人分
- エネルギー **73**kcal
- たんぱく質 **0**g
- 塩分 **0**g
- カリウム **9**mg
- リン **3**mg

材料（1人分）
- はちみつ………… 大さじ1弱(20g)
- 熱湯…………………… 1/2ｶｯﾌﾟ(100㎖)
- 砂糖………………… 小さじ1(3g)
- レモンの搾り汁…… 小さじ1強(6g)

作り方
1. カップにはちみつを入れ、熱湯を注いでとかす。
2. 砂糖とレモンの搾り汁を加えてよく混ぜる。

※アイスレモネードにする場合、湯を半量程度に減らし、氷を2～3個入れて冷やす。

レーズンロール

1人分
- エネルギー **266**kcal
- たんぱく質 **5.2**g
- 塩分 **0.8**g
- カリウム **123**mg
- リン **51**mg

1人分
- レーズンロール……………… 2個(80g)
- マーガリン………………… 小さじ2(8g)

透析治療中 朝 リン控えめのバランス献立❸

昼食

透析治療中の食事

一日の目安　エネルギー1800kcal　たんぱく質60g　塩分6g未満
カリウム2000mg以下　リン800mg以下

リン控えめのバランス献立 ③

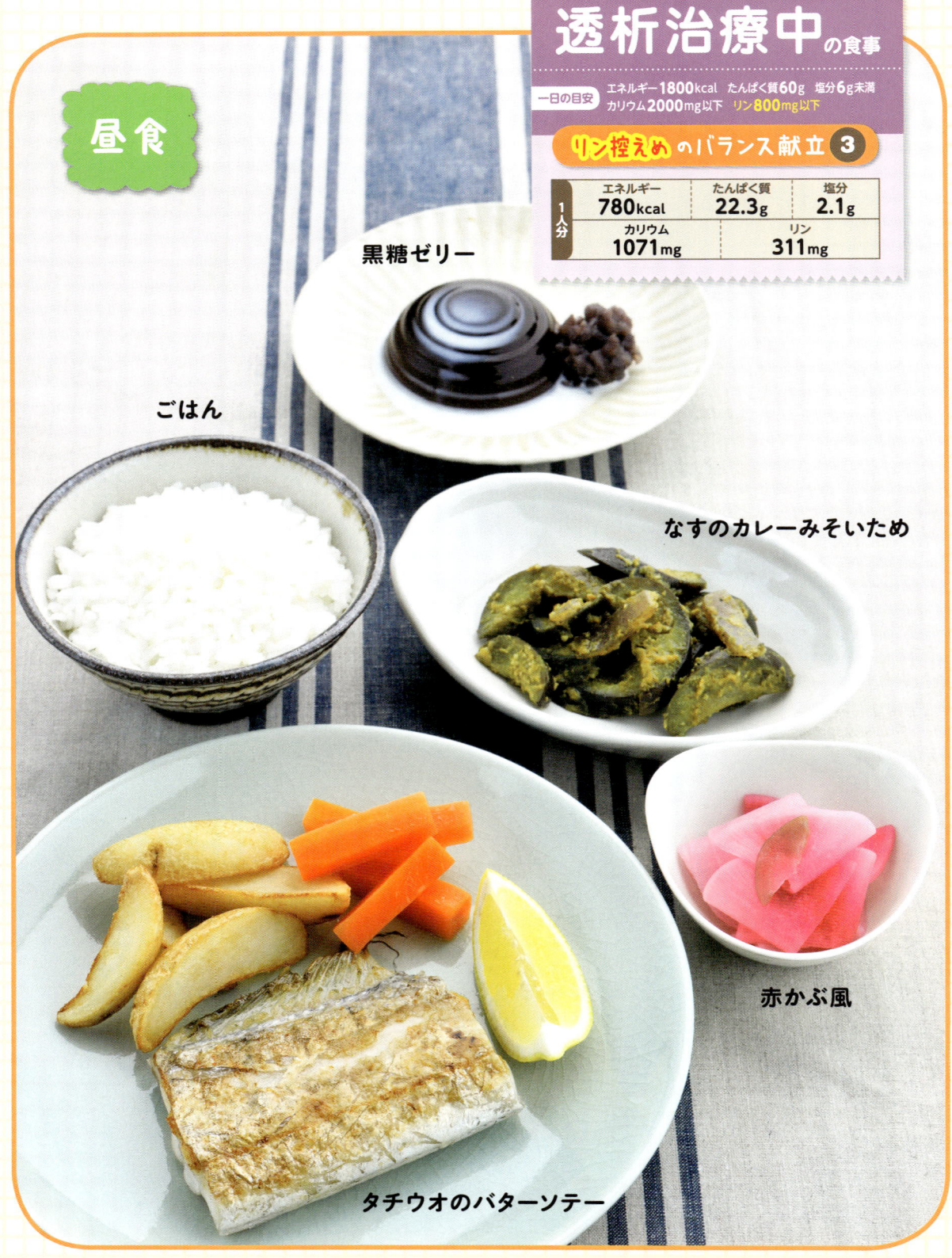

1人分	エネルギー 780kcal	たんぱく質 22.3g	塩分 2.1g
	カリウム 1071mg	リン 311mg	

- 黒糖ゼリー
- ごはん
- なすのカレーみそいため
- 赤かぶ風
- タチウオのバターソテー

RECIPE

赤かぶ風

1人分
エネルギー **23**kcal　たんぱく質 **0.3**g　塩分 **0.4**g
カリウム **113**mg　リン **8**mg

材料（1人分）
大根 …………………………… 50g
ビーツスライス缶詰め ……… 2g
┌ ヘルシオ ………… ﾐﾆｽﾌﾟｰﾝ1/2(0.6g)
ⓐ 砂糖 …………………… 小さじ1(3g)
└ 酢 ……………………… 小さじ1(5g)

作り方
1 大根は薄い半月切りにし、さっとゆでて湯をきる。ビーツは薄切りにする。
2 ポリ袋に1とⓐを入れ、空気を抜いて密閉し、一晩漬け込む。

※ビーツ缶は、なければ省略してもよい。まとめ作りするとよい。

黒糖ゼリー

1人分
エネルギー **88**kcal　たんぱく質 **1.1**g　塩分 **0**g
カリウム **81**mg　リン **21**mg

材料（1人分）
┌ 黒砂糖 ………………………… 5g
│ 砂糖 …………………… 小さじ1(3g)
ⓐ 水 ……………………… 大さじ4(60㎖)
└ アガー（植物性ゼリーの素）… 1.5g
つぶあん（市販品）… 大さじ5/6(15g)
コーヒーフレッシュ ……… 1個(5g)

作り方
1 なべにⓐを入れてかき混ぜ、火にかけてよく煮とかす。
2 型に入れて冷やしかためる。
3 器に盛り、つぶあんを添え、コーヒーフレッシュをかける。

※ⓐは4倍量にすると作りやすい。

なすのカレーみそいため

1人分
エネルギー **67**kcal　たんぱく質 **1.3**g　塩分 **0.3**g
カリウム **139**mg　リン **29**mg

材料（1人分）
なす ……………………… 2/3本(50g)
こんにゃく …………………… 10g
┌ 減塩みそ ………………… 小さじ1(6g)
│ みりん ………………… 小さじ1/2(3g)
ⓐ 砂糖 ………………… 小さじ1/2(1.5g)
└ カレー粉 ……………… 小さじ1/2(1g)
サラダ油 ………………… 大さじ1/4(3g)

作り方
1 なすは縦半分に切ってから斜めに1cm幅に切る。こんにゃくは短冊切りにする。
2 1を下ゆでして、湯をきる。
3 ⓐを合わせて混ぜる。
4 フライパンに油を熱して2をいため、全体に油がなじんだら3を加えて調味する。

ごはん

1人分
エネルギー **267**kcal　たんぱく質 **4.6**g　塩分 **0**g
カリウム **66**mg　リン **72**mg

1人分
ごはん ………………………… 180g

タチウオのバターソテー

1人分
エネルギー **335**kcal　たんぱく質 **15.0**g　塩分 **1.4**g
カリウム **672**mg　リン **181**mg

材料（1人分）
┌ タチウオ（切り身） ………… 80g
│ ヘルシオ ………… ﾐﾆｽﾌﾟｰﾝ1/2(0.6g)
└ こしょう …………………… 少量
小麦粉 …………………… 小さじ1(3g)
バター …………………… 小さじ1 1/4(5g)
┌ にんじん ……………… 1/4本(30g)
│ ヘルシオ ………… ﾐﾆｽﾌﾟｰﾝ1/4(0.3g)
│ 砂糖 ………………… 小さじ1/2(1.5g)
└ バター ………………… 小さじ1/2(2g)
┌ 冷凍フライドポテト ……… 50g
└ ヘルシオ ………… ﾐﾆｽﾌﾟｰﾝ1/4(0.3g)
揚げ油 ………………………… 適量
レモンのくし形切り …… 1/6個(15g)

作り方
1 タチウオはヘルシオとこしょうをふって下味をつける。
2 にんじんは拍子木切りにし、ヘルシオ、砂糖、バターとともに耐熱容器に入れ、ラップをして電子レンジで1分加熱してやわらかくする。
3 なべに揚げ油を入れて170℃に熱し、フライドポテトをカラリと揚げてヘルシオをふる。
4 1のタチウオに小麦粉をまぶす。
5 フライパンにバターを入れ、火にかけてとかし、4を入れてこんがりと焼き目をつけながら両面焼いて火を通す。
6 器に盛り、2と3とレモンを添える。

透析治療中　昼　リン控えめのバランス献立 ❸

透析治療中の食事

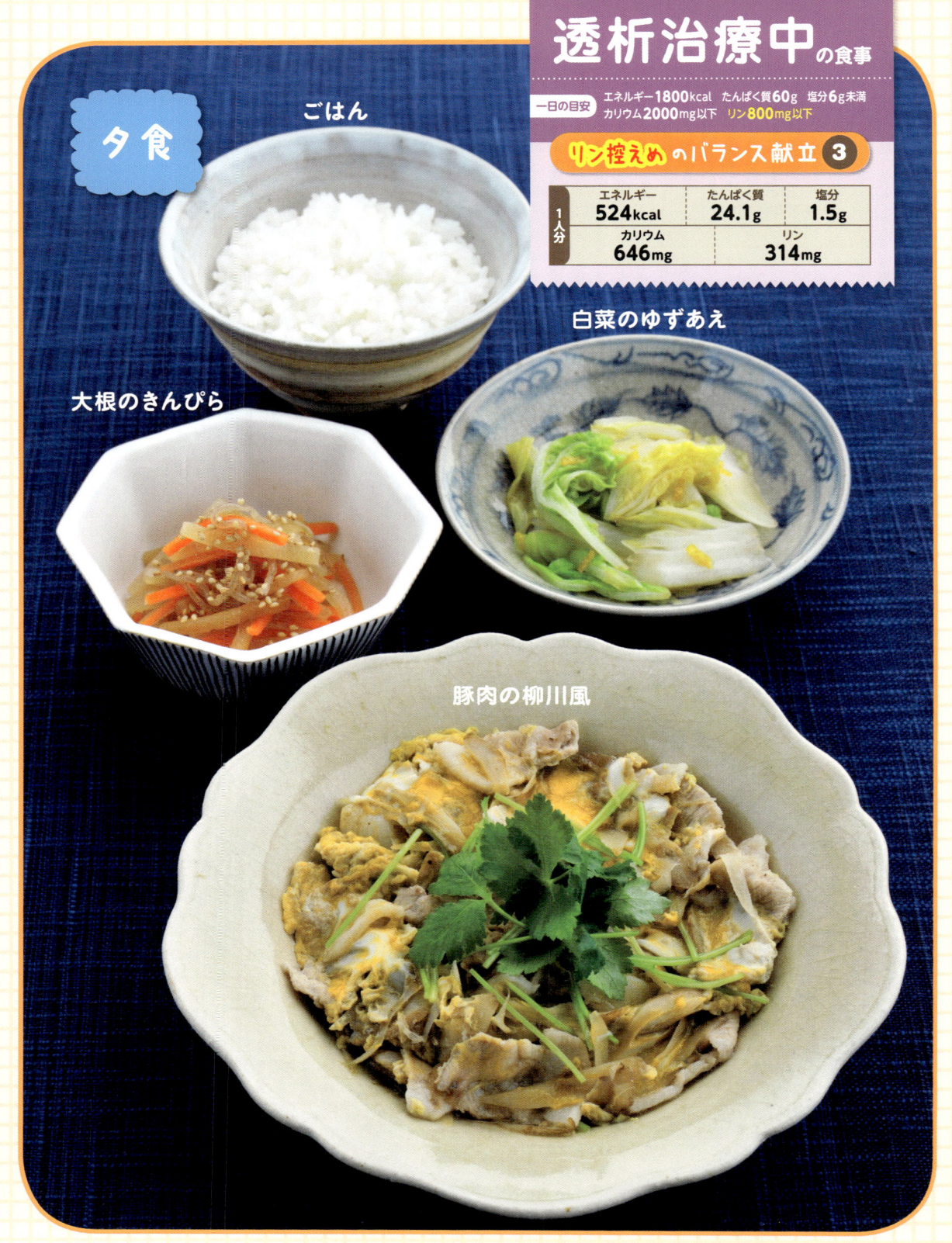

一日の目安 エネルギー1800kcal たんぱく質60g 塩分6g未満
カリウム2000mg以下 リン800mg以下

リン控えめのバランス献立 ③

1人分	エネルギー 524kcal	たんぱく質 24.1g	塩分 1.5g
	カリウム 646mg	リン 314mg	

夕食

- ごはん
- 白菜のゆずあえ
- 大根のきんぴら
- 豚肉の柳川風

透析治療中 夕 リン控えめのバランス献立 ❸

RECIPE

白菜のゆずあえ

1人分
エネルギー 8kcal
たんぱく質 0.6g　塩分 0.3g
カリウム 67mg　リン 14mg

材料（1人分）
白菜 ······················· 1/3枚(40g)
┌ 刻みゆず ························ 少量
│ みりん ············ ミニスプーン1/2弱(0.5g)
ⓐ 顆粒和風だし ······ ミニスプーン1/3(0.2g)
└ うす口しょうゆ※ ······ 小さじ1/6(1g)

作り方
1 白菜は一口大に切り、ゆでて湯をきり、軽く水けを絞る。
2 ⓐを混ぜ合わせて、1の白菜をあえる。

※うす口しょうゆがなければ、しょうゆでもよい。

大根のきんぴら

1人分
エネルギー 51kcal
たんぱく質 0.7g　塩分 0.2g
カリウム 106mg　リン 14mg

材料（1人分）
大根 ····························· 30g
にんじん ························ 10g
糸こんにゃく ···················· 10g
┌ 減塩しょうゆ ······ 小さじ2強(2.5g)
└ 砂糖 ·················· 小さじ1/2(1.5g)
サラダ油 ············· 小さじ1/2(2g)
ごま油 ················ 小さじ1/4(1g)
いり白ごま ·········· 小さじ1/3(1g)

作り方
1 大根、にんじんは太めのせん切りにし、ゆでて湯をきる。
2 糸こんにゃくは下ゆでして、食べやすい長さに切る。
3 フライパンにサラダ油を熱し、1の大根とにんじんと2の糸こんにゃくをいためる。全体に油がなじんだら、減塩しょうゆと砂糖で調味する。
4 ごま油をまわし入れ、火を消す。器に盛ってごまをふる。

豚肉の柳川風

1人分
エネルギー 198kcal
たんぱく質 18.2g　塩分 1.0g
カリウム 407mg　リン 214mg

材料（1人分）
豚もも薄切り肉 ··················· 60g
ごぼう ························ 1/5本(30g)
┌ ヘルシオ ············ ミニスプーン1/4(0.3g)
│ 減塩しょうゆ ········ 小さじ1弱(5g)
ⓐ 顆粒和風だし ······ ミニスプーン1/3(0.2g)
│ 酒 ·················· 小さじ1/2強(3g)
└ 水 ·················· 1/3カップ強(70mℓ)
とき卵 ················ SS 1個分(40g)
糸三つ葉 ························· 5g

作り方
1 豚肉は3〜4cm幅に切る。三つ葉は5cm長さに切る。
2 ごぼうはささがきにし、水にさらしてアクを除く。やわらかくなるまで下ゆでして湯をきる。
3 小なべにⓐを入れて煮立て、1の豚肉と2のごぼうを入れる。
4 豚肉とごぼうに火が通り、味がしみたら、とき卵を流し入れる。
5 卵にほどよく火が通ったら器に盛り、1の三つ葉を散らす。

ごはん

1人分
エネルギー 267kcal
たんぱく質 4.6g　塩分 0g
カリウム 66mg　リン 72mg

1人分
ごはん ························· 180g

単品料理

主菜 タイの五色蒸し

華やかな五色の食材を使うことで、味に深みが出てうま味も増します。韓国風の盛りつけと味わいです。

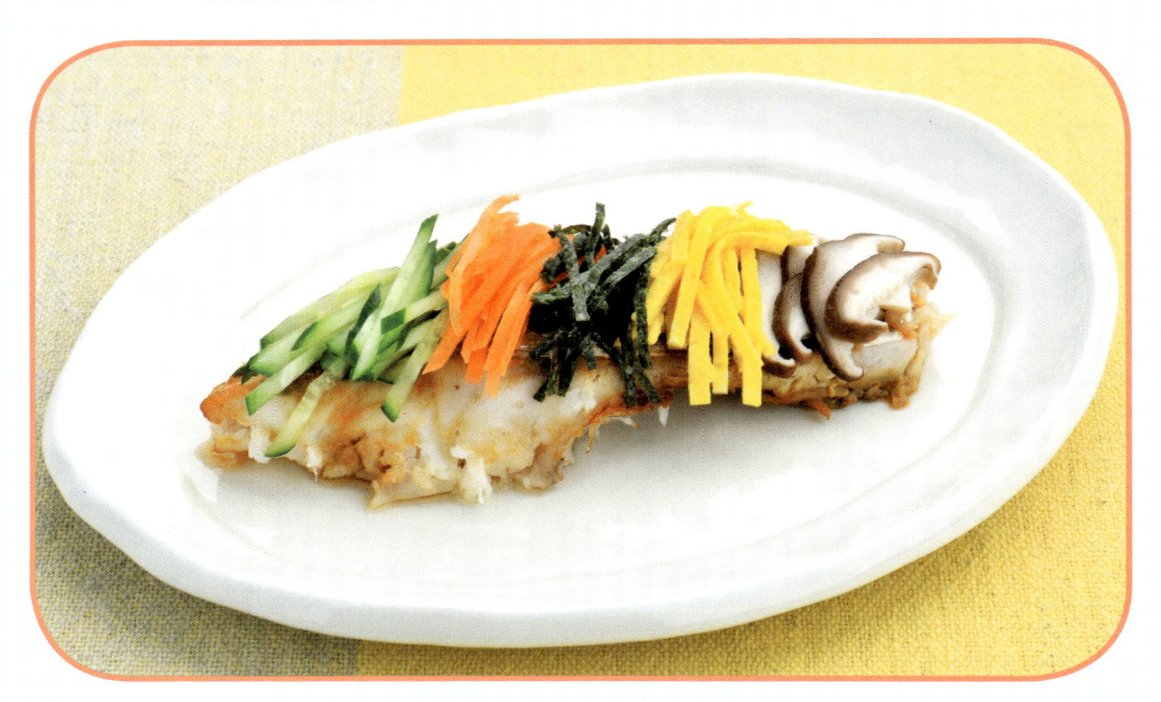

材料（1人分）

- タイ（切り身）※ …… 1切れ（70g）
- 塩 …… ミニスプーン1/4（0.3g）
- a
  - しょうゆ …… 小さじ1/3（2g）
  - みそ …… ミニスプーン1/4（0.3g）
  - 甜麺醤 …… ミニスプーン1/3（0.5g）
  - コチュジャン …… ミニスプーン1/3（0.5g）
  - みりん …… 小さじ1/2（3g）
  - ごま油 …… 小さじ1/4（1g）
- 生しいたけ …… 5g
- にんじん …… 5g
- きゅうり …… 5g
- 錦糸卵 …… 5g
- 刻みのり …… 全型1/10枚（0.3g）

※アコウダイ、アカウオ、アマダイ、イトヨリダイ（60gに変更）、マトウダイなどを使ってもよい。

作り方

1. タイは皮側に切り目を入れ、塩をふって下味をつける。
2. しいたけは薄切り、にんじんはせん切りにし、それぞれゆでて湯をきる。きゅうりはせん切りにする。
3. 耐熱皿に1のタイを入れ、aを混ぜ合わせてかける。ラップをかけて電子レンジで1分30秒〜2分加熱して火を通す。
4. ラップをはずして器に盛り、2のしいたけとにんじんときゅうり、錦糸卵、のりを彩りよくのせる。

1人分
- エネルギー 136kcal
- たんぱく質 15.5g
- 塩分 0.8g
- カリウム 368mg
- リン 174mg

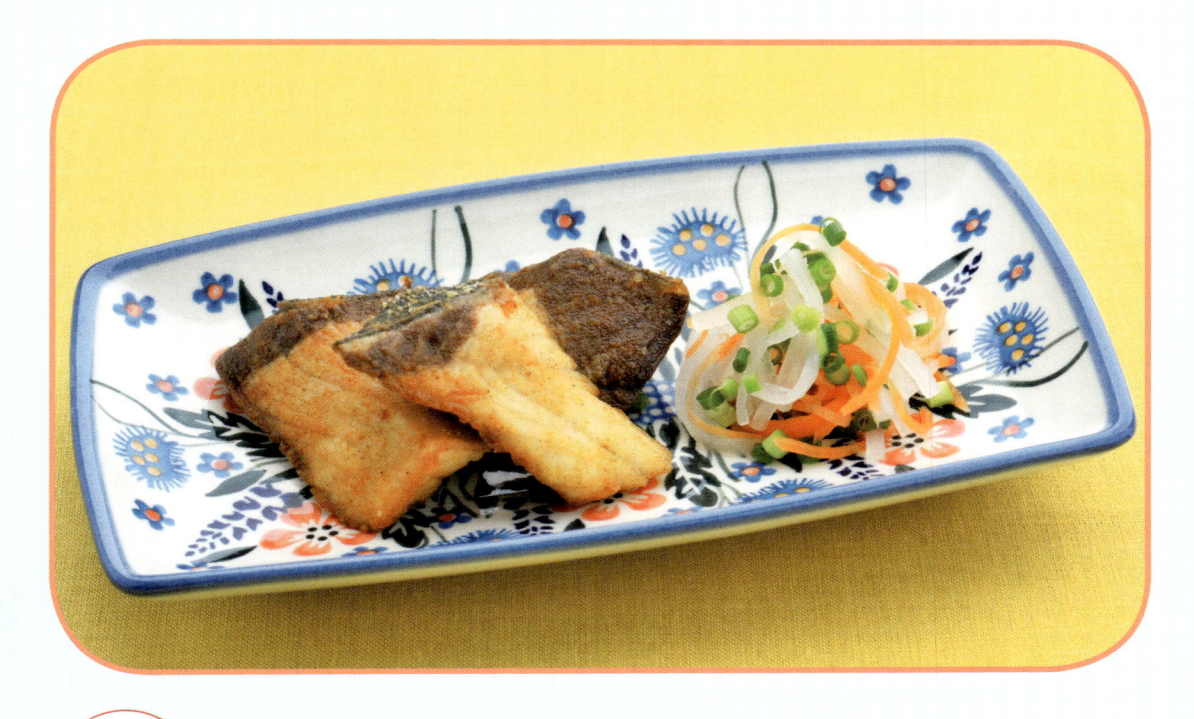

主菜 ブリのカレー衣揚げ

カレーの風味と揚げた香ばしさで、減塩でも大満足の一品。

材料（1人分）
- ブリ（切り身）………… 60g
- 減塩しょうゆ………… 小さじ2/3（4g）
- 小麦粉………… 小さじ1 2/3（5g）
- a ヘルシオ………… ミニミニ1/3（0.4g）
- カレー粉………… ミニミニ1（0.4g）
- 揚げ油………… 適量
- 大根………… 20g
- にんじん………… 5g
- 小ねぎ………… 1本（3g）

作り方
1. ブリは一口大に切り、減塩しょうゆをふって下味をつける。
2. 大根とにんじんはせん切りにし、いっしょにゆでて湯をきる。小ねぎは小口切りにする。これらを混ぜ合わせる。
3. aを混ぜ合わせて1のブリにまぶす。
4. なべに揚げ油を入れて170℃に熱し、3のブリをカラリと揚げて火を通す。
5. 器に盛り、2の野菜を添える。

1人分
- エネルギー 246 kcal
- たんぱく質 13.8 g
- 塩分 0.9 g
- カリウム 321 mg
- リン 88 mg

透析治療中 単品・主菜

主菜

ギンダラとブロッコリーのXO醤いため

中国風調味料は意外に塩分が多いので、風味づけ程度の少量にとどめましょう。

材料（1人分）

- ギンダラ（切り身）………… 60g
  - 減塩しょうゆ……… 小さじ1/6(1g)
  - 酒………………… ミニスプーン1(1g)
- 小麦粉…………… 小さじ1 2/3(5g)
- 揚げ油…………………… 適量
- ブロッコリー………………… 60g
  - ヘルシオ………………… 少量(0.1g)
- 玉ねぎ……………………… 10g
- にんじん…………………… 10g
- ゆで竹の子……… 中1/2個(30g)
- ねぎ………………… 10cm(10g)
- にんにくのみじん切り … 少量(0.2g)
- しょうがのみじん切り … 少量(0.2g)
- ａ
  - 減塩しょうゆ……… 小さじ1/3(2g)
  - ヘルシオ……… ミニスプーン1/3(0.4g)
  - XO醤………… 小さじ1/3(1.5g)
  - 顆粒中国風だし… ミニスプーン1/3(0.2g)
  - 酒………………… ミニスプーン1(1g)
  - 水………………… 1/4カップ(50mℓ)
- かたくり粉……… ミニスプーン1弱(0.5g)
- 水……………… 小さじ1/3弱(1.5mℓ)
- サラダ油………… 小さじ1 1/4(5g)

作り方

1. ギンダラは一口大に切り、減塩しょうゆと酒をふって下味をつけ、小麦粉をまぶす。
2. なべに揚げ油を入れて170℃に熱し、1をカラリと揚げて火を通す。
3. ブロッコリーは小房に分け、ゆでて湯をきり、ヘルシオをふる。
4. 玉ねぎは細切りにし、にんじんは短冊切りにして、それぞれゆでて湯をきる。竹の子は薄切りに、ねぎは斜め薄切りにする。
5. ａを混ぜ合わせる。
6. フライパンに油を熱してにんにくとしょうがをいため、香りが立ったら4の野菜を加えていためる。
7. 火が通ったら2のギンダラと3のブロッコリーを加えていため合わせ、5で調味し、水どきかたくり粉でとろみをつける。

1人分
エネルギー **260** kcal
たんぱく質 **12.2** g　塩分 **1.0** g
カリウム **525** mg　リン **175** mg

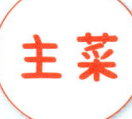

主菜 鶏手羽先のさっぱり煮

皮が多く脂っぽくなりやすい鶏手羽先は、あっさりした味つけがおすすめ。

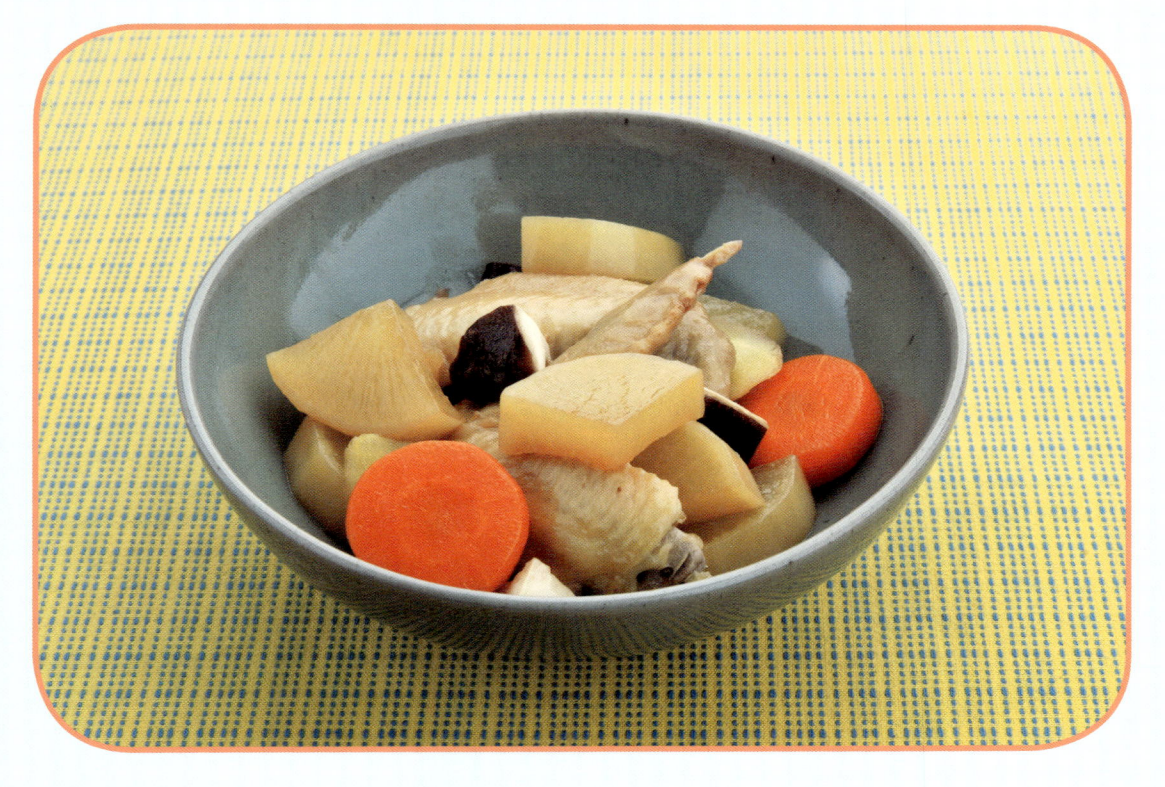

材料（1人分）

- 鶏手羽先 ……………… 2本(60g)
- 大根 …………………… 100g
- にんじん ……………… 1/4本(30g)
- 生しいたけ …………… 1個(10g)
- しょうがの薄切り …… 2枚(5g)
- 減塩しょうゆ … 大さじ1/2強(10g)
- 砂糖 ………… 小さじ2/3(2g)
- みりん ……… 小さじ1弱(5g)
- 酒 …………… 小さじ1/2強(3g)
- 減塩顆粒こんぶだし … ミニスプーン1 1/3(0.8g)

作り方

1. 大根は1cm厚さのいちょう切り、にんじんは1cm厚さの輪切りにし、しいたけは縦4つ割りにする。それぞれゆでて湯をきる。
2. なべにすべての材料を入れ、かぶるくらいの水（分量外）を加えて中火で煮る。
3. 鶏手羽先に火が通り、煮汁が少なくなったら火を消す。

1人分
エネルギー 194kcal　たんぱく質 12.3g　塩分 1.1g
カリウム 483mg　リン 91mg

透析治療中 単品・主菜

副菜

野菜のグラタン

少量ならチーズや生クリームもOK！ ヘルシーなグラタンです。

材料（1人分）

じゃが芋	1/2個（60g）
エリンギ	小1本（30g）
パプリカ（赤）	10g
ヘルシオ	ミニスプーン1/4(0.3g)
顆粒コンソメ	ミニスプーン1/6(0.1g)
にんじん	1/4本（30g）
ブロッコリー	30g
ヘルシオ	ミニスプーン1/6(0.2g)
ⓐ 顆粒和風だし	小さじ1/2(1.5g)
生クリーム	小さじ2(10g)
とろけるチーズ	20g

作り方

1 じゃが芋は5mm厚さの半月切り、エリンギとパプリカは乱切りにする。

2 耐熱皿に1を並べてヘルシオとコンソメをふり、ラップをして電子レンジで2～3分加熱して火を通す。

3 にんじんは乱切りにし、ブロッコリーは小房に分け、それぞれゆでて湯をきる。

4 グラタン皿に2のじゃが芋とエリンギとパプリカ、3のにんじんとブロッコリーを並べる。ⓐを混ぜ合わせてかけ、チーズをのせて、180℃のオーブンで5～7分、チーズがとけるまで焼く。

1人分
エネルギー **195**kcal
たんぱく質 **8.5**g　塩分 **1.3**g
カリウム **502**mg　リン **167**mg

副菜 — 五色ナムル

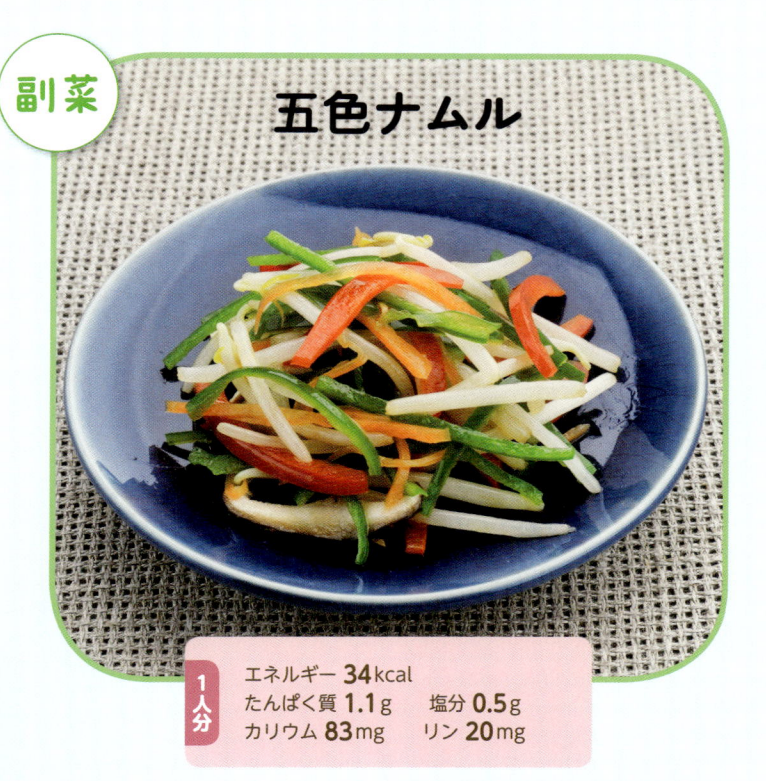

野菜をゆでてからあえるので、
味がしっかりなじんでおいしい。

材料（1人分）
- もやし……………………………20g
- ピーマン……………小1/2個(10g)
- パプリカ（赤）………………………10g
- にんじん…………………………5g
- 生しいたけ………………………5g
- ┌ 塩…………………ミニスプーン1/6(0.2g)
- ⓐ しょうゆ……………小さじ1/3(2g)
- └ ごま油……………小さじ1/2(2g)

作り方
1. もやしはゆでて湯をきる。
2. ピーマン、パプリカ、にんじんはせん切り、しいたけは薄切りにし、それぞれゆでて湯をきる。
3. 1と2をボールに入れ、ⓐを順に加えてはもみ込んで味をなじませる。

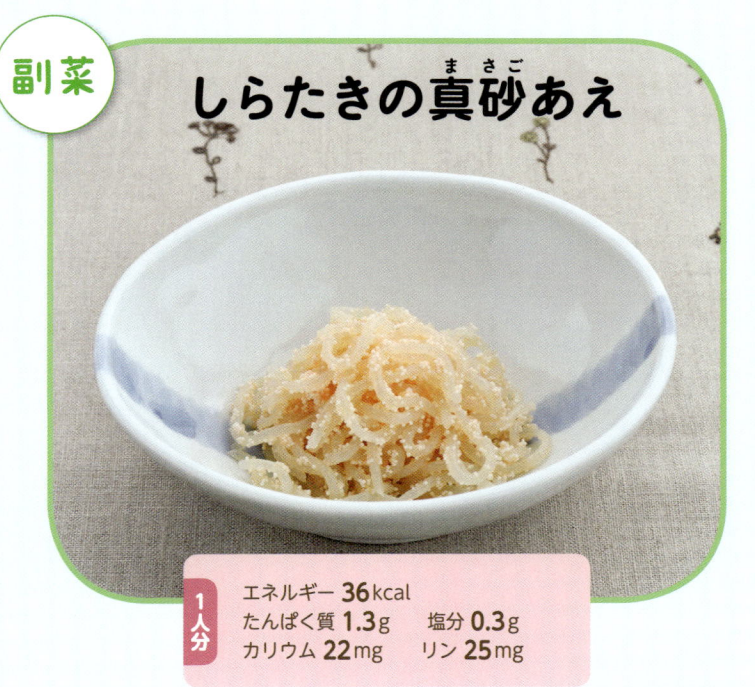

1人分
- エネルギー 34kcal
- たんぱく質 1.1g
- 塩分 0.5g
- カリウム 83mg
- リン 20mg

副菜 — しらたきの真砂（まさご）あえ

タラコの風味と塩けを
ほんのり感じるやさしい味わい。

材料（1人分）
- しらたき…………………………40g
- タラコ……………………………5g
- ┌ しょうゆ………ミニスプーン1/2弱(0.5g)
- ⓐ 砂糖………………小さじ2/3(2g)
- └ 酒…………………ミニスプーン1(1g)
- サラダ油……………小さじ1/2(2g)

作り方
1. しらたきはゆでて食べやすい長さに切る。タラコはうす皮を除く。
2. フライパンに油を熱して1をいため合わせ、ⓐを加えて調味する。

1人分
- エネルギー 36kcal
- たんぱく質 1.3g
- 塩分 0.3g
- カリウム 22mg
- リン 25mg

透析治療中｜単品・副菜

副菜

かんぴょうのなます風

サラダ感覚で食べるかんぴょうが新鮮！ 食物繊維が豊富です。

材料（1人分）

かんぴょう	もどして25g
きゅうり	10g
にんじん	10g
生しいたけ	5g
ａ　うす口しょうゆ※	小さじ1/6（1g）
塩	ミニスプーン1/6（0.2g）
砂糖	小さじ1（3g）
酢	小さじ1 1/6（6g）
すり白ごま（好みで）	小さじ2/3（2g）

作り方

1 かんぴょうはやわらかくなるまでゆで、水にとってさます。水けを絞って2～3cm長さに切る。

2 きゅうりは薄い短冊切りにする。

3 にんじんは薄い短冊切り、しいたけは薄切りにし、それぞれゆでて湯をきる。

4 ａを合わせて、1のかんぴょう、2のきゅうり、3のにんじんとしいたけをあえる。器に盛り、好みでごまをふる。

※うす口しょうゆがなければ、しょうゆでもよい。

1人分
エネルギー 40kcal
たんぱく質 1.0g　塩分 0.4g
カリウム 93mg　リン 26mg

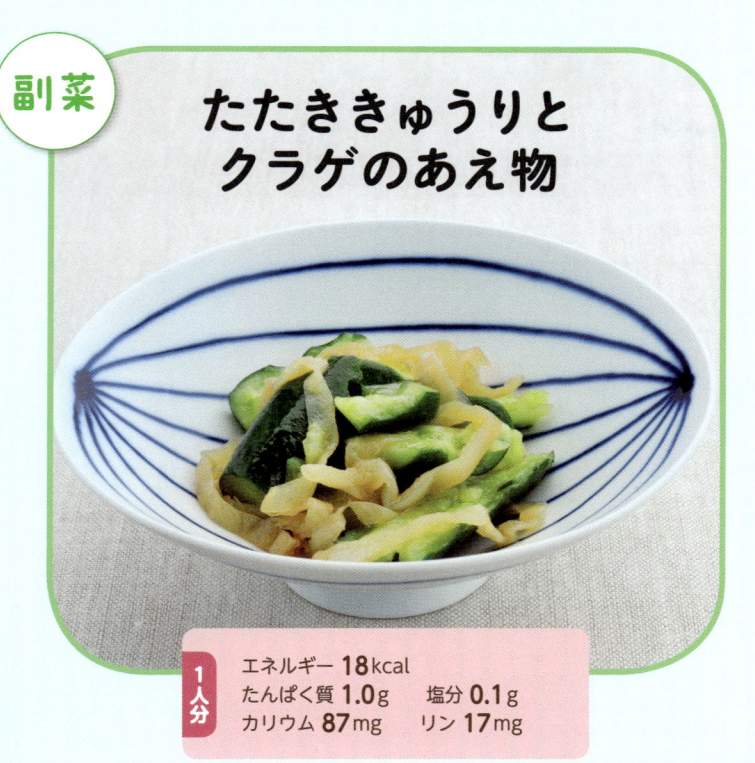

副菜 たたききゅうりとクラゲのあえ物

たたききゅうりにすると、塩もみしなくても味がなじみます。

材料（1人分）
- きゅうり……………………小1/2本（40g）
- クラゲ（塩蔵、塩抜き）……………10g
- ┌減塩しょうゆ………………小さじ1/4（1.5g）
- └ごま油………………………小さじ1/4（1g）

作り方
1. きゅうりはすりこ木などでたたいて軽くつぶし、食べやすい大きさに手で裂く。
2. クラゲは長ければ食べやすい長さに切る。
3. 減塩しょうゆとごま油で1と2をあえる。

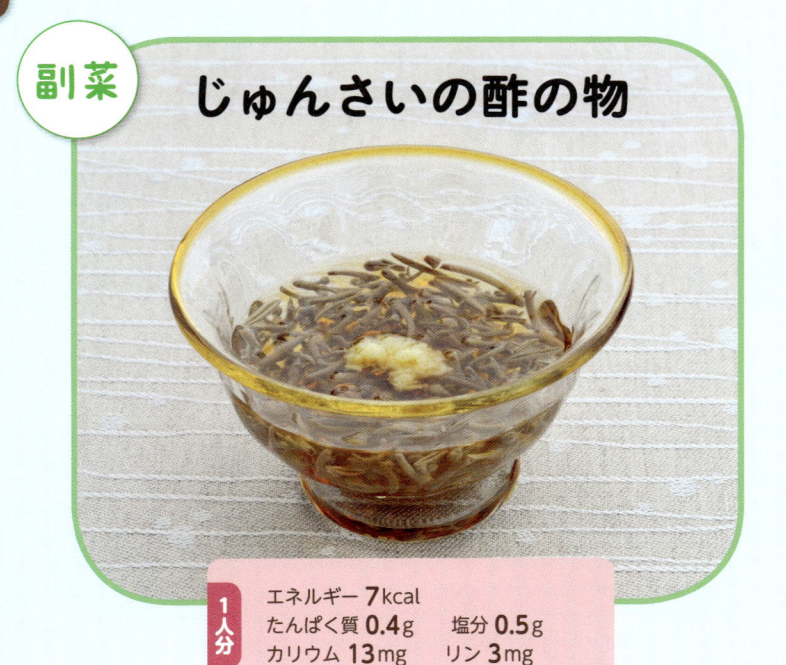

1人分
エネルギー 18kcal　たんぱく質 1.0g　塩分 0.1g　カリウム 87mg　リン 17mg

副菜 じゅんさいの酢の物

つるっとしたじゅんさいを酢としょうがの風味でさっぱりと。

材料（1人分）
- じゅんさい（水煮びん詰め）……………60g
- ┌減塩しょうゆ………………小さじ1/3（2g）
- a ヘルシオ……………………ミニスプーン1/2弱（0.5g）
- └酢……………………………小さじ2（10g）
- おろししょうが………………ミニスプーン1弱（1g）

作り方
1. じゅんさいは水けをきる。
2. aを合わせて1のじゅんさいをあえ、器に盛っておろししょうがをのせる。

1人分
エネルギー 7kcal　たんぱく質 0.4g　塩分 0.5g　カリウム 13mg　リン 3mg

カリウム含有量別分類表

※数値は食品100gあたりの含有量です。特に記載のないものは生の数値です。1食の使用量が少ないものもあるので気をつけてください。

魚介類　(100gあたり)

魚介類からとるカリウムは1食あたり250mg以下を目標に。

401mg以上		351～400mg		301～350mg		201～300mg		200mg以下	
メカジキ	430	アマダイ	360	アコウダイ、アマエビ	310	シラス干し	210	シジミ	66
カツオ	430	ホッケ	360	イワシ、シタビラメ	310	ウナギ、ブラックタイガー	230	ワカサギ	120
ヒラメ	440	アジ、アナゴ	370	ズワイガニ、ホタテガイ	310	マグロ（トロ）	230	アサリ	140
マダイ	440	アユ、スズキ	370	カマス、サバ	320	ハタハタ	250	ハマグリ	160
ハモ	450	ブリ	380	カレイ、ギンダラ	330	スルメイカ	270	カキ	190
ヒラマサ	450	ベニザケ	380	キンメダイ	330	タラバガニ	280	サンマ	200
フグ	470	マグロ（赤身）	380	キス、タラ、メバル	350	タチウオ、タコ	290	シシャモ	200
カンパチ、サワラ	490	ムツ	390	ギンザケ、シロサケ	350	イサキ	300		

野菜類　(100gあたり)

野菜類からとるカリウムは1食あたり300mg以下を目標に。

401mg以上		351～400mg		301～350mg		251～300mg		201～250mg		200mg以下	
セロリ、カリフラワー	410	ブロッコリー	360	ごぼう、小ねぎ	320	さやいんげん	260	トマト	210	もやし	69
そら豆、れんこん	440	菜の花	390	ズッキーニ	320	オクラ	260	みょうが	210	ゆで竹の子（缶詰めなど）	77
かぼちゃ	450	大根の葉	400	あさつき	330	ゴーヤー、青梗菜	260	赤パプリカ	210	貝割れ大根	99
春菊	460			かぶの葉	330	アスパラガス	270	なす、うど	220	玉ねぎ	150
水菜	480			ふき	330	にんじん	270	白菜	220	ねぎ	180
小松菜	500			グリーンピース	340	しょうが	270	大根	230	ピーマン	190
枝豆	590			ししとう	340	とうもろこし	290	かぶ	250	キャベツ、レタス	200
ほうれん草	690			ぜんまい	340	ミニトマト	290			きゅうり、さやえんどう	200

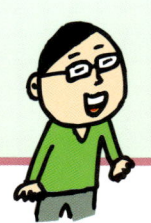

カリウムはほとんどの食材に含まれています。カリウム量のコントロールのためには、まず各食品のカリウム含有量を知ることがたいせつです。

芋、でんぷん製品、きのこ、海藻類 （100gあたり）

カリウムの多い食品は少量に。はるさめやこんにゃくはおすすめ。

451mg 以上		401〜450mg		301〜400mg		201〜300mg		200mg 以下	
エリンギ	460	まつたけ	410	まいたけ	330	なめこ	230	くずきり	3
さつま芋	470	じゃが芋	410	冷凍里芋	340	しいたけ	280	しらたき	12
里芋	640	長芋	430	えのきたけ	340			わかめ（もどしたもの）	12
		カットわかめ	440	マッシュルーム	350			はるさめ	31
				しめじ	380			こんにゃく	44
								のりの佃煮	160

くだもの類 （100gあたり）

ドライフルーツはカリウムが多い。缶詰めは缶汁を除けばカリウム少なめ。

301mg 以上		201〜300mg		151〜200mg		101〜150mg		100mg 以下	
メロン	350	さくらんぼ	210	びわ	160	りんご	110	りんごジャム	33
バナナ	360	プルーン	220	いちご	170	すいか	120	グリーンオリーブ	47
干しプルーン	480	ざくろ	250	柿	170	ぶどう	130	いちごジャム	67
干し柿	670	アメリカンチェリー	260	いちじく	170	グレープフルーツ	140	ブルーベリー	70
アボカド	720	キウイフルーツ	290	夏みかん	190	オレンジ	140	みかん缶詰め（缶汁を除く）	75
干しぶどう	740					なし	140	もも缶詰め（缶汁を除く）	80
干しあんず	1300					みかん	150		
						パイナップル	150		

数値はすべて「日本食品標準成分表2010」（文部科学省）から

リン含有量別分類表

※数値は食品100gあたりの含有量です。特に記載のないものは生の数値です。1食の使用量が少ないものもあるので気をつけてください。

肉類 (100gあたり)

肉類からとるリンは1食あたり150mg以下を目標に。脂身の多い肉がおすすめ。

201mg 以上		151〜200mg		101〜150mg		100mg 以下	
鶏ささ身	220	牛肩肉、豚肩ロース肉	160	ラム肩肉	120	鶏軟骨	78
豚ヒレ肉	230	鶏もも肉	160	牛肩ロース肉	140	鶏ひき肉	90
鶏レバー	300	牛ひき肉、豚ひき肉	170	牛タン	140	牛バラ肉	100
牛レバー	330	鶏胸肉	170	豚バラ肉	140	鶏手羽先	100
豚レバー	340	牛もも肉	180	鶏砂肝	140	ラムロース肉	100
		豚肩肉、豚ロース肉	180	牛サーロイン肉	150		
		牛ヒレ肉、豚もも肉	200				

卵、乳製品、豆製品、種実類 (100gあたり)

卵は黄身にリンが多い。チーズやナッツは控えめに。

401mg 以上		201〜400mg		101〜200mg		100mg 以下	
アーモンド	500	生クリーム（植物性脂肪）	210	もめん豆腐	110	豆乳	49
きな粉	520	油揚げ	230	厚揚げ	150	生クリーム（乳脂肪）	50
いりごま	560	くるみ（いり）	280	卵	180	絹ごし豆腐	81
卵黄	570	カマンベールチーズ	330	納豆	190	クリームチーズ	85
プロセスチーズ	730	ピーナッツ（乾）	380			牛乳	93
パルメザンチーズ	850					ヨーグルト	100
凍り豆腐（乾）	880						

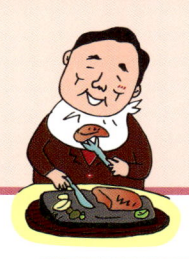

リンはおもに肉や魚などたんぱく質が多いものに、多く含まれています。
乳製品や豆製品、加工食品にもリンが多いので、注意しましょう。

魚介類 （100gあたり）

魚介類からとるリンは1食あたり150mg以下を目標に。

301mg以上		251～300mg		201～250mg		151～200mg		150mg以下	
アユ	310	ウナギ	260	アナゴ、スズキ	210	シタビラメ	160	アサリ	85
ワカサギ	350	フグ	260	ブラックタイガー、ホタテガイ	210	タコ	160	シジミ	86
シシャモ	360	ベニザケ	260	イサキ、キス	220	アコウダイ	170	ハマグリ	96
シラス干し	470	カンパチ	270	サワラ、ホッケ	220	ギンダラ	170	カキ	100
キンメダイ	490	マグロ（赤身）	270	マダイ	220	ズワイガニ	170	ハタハタ	120
		カツオ	280	タラバガニ	220	サンマ	180	ブリ	130
		ハモ	280	アジ、イワシ	230	マグロ（トロ）	180	カマス	140
		ギンザケ	290	サバ、タラ	230	タチウオ、ムツ	180		
		ヒラマサ	300	アマエビ	240	アマダイ	190		
				シロサケ、ヒラメ	240	カレイ	200		
				メカジキ、スルメイカ	250	メバル	200		

加工食品類 （100gあたり）

塩分が多いので、できる限りとらないほうが好ましい。

301mg以上		201～300mg		101～200mg		100mg以下	
ハム類	340	タラバガニ水煮缶詰め	220	ちくわ、なると、はんぺん	110	かまぼこ	60
イワシ類水煮缶詰め	360	塩ホッケ	220	つみれ、コンビーフ缶詰め	120	さつま揚げ	70
削りガツオ	680	ベーコン	230	ツナ缶詰め水煮／油漬け	160	カニ風味かまぼこ	77
干しエビ	990	アサリ水煮缶詰め	260	ウインナー	190		
		ウナギ蒲焼き	300	ローストビーフ、生ハム	200		

数値はすべて「日本食品標準成分表2010」（文部科学省）から

腎移植後の食事のポイント！

1つしかない健康な腎臓をいたわるために、たんぱく質はやや控え、減塩を続けましょう。

腎移植をすると、透析をする必要がなくなり、健康な身体に戻ったように感じることでしょう。厳しい食事制限からも解放され、なにをどれだけ食べてもよいと考えてしまいがちです。しかし、本来2つあるべき健康な腎臓が1つしかない状態なのですから、腎臓に負担をかけないよう、食事に気を配ることはとても重要です。

具体的には、軽度の慢性腎臓病（CKD）の人と同じくらいの、ゆるやかな食事制限をおすすめします。減塩を継続し、たんぱく質は一日50g前後を目安にとりましょう。過剰なたんぱく質は、腎臓にとって負担になります。また、腎移植後は、免疫抑制剤の副作用で脂質異常症（血液中のコレステロールや中性脂肪が過剰になる病気）になりやすい傾向があります。極端に脂質を減らす必要はありませんが、栄養バランスが偏らないよう、この本の献立を参考に健康的な食事を心がけてください。

移植のために腎臓を提供した人も、腎機能が低下すると考えられるので、腎移植を受けた人と同様に、塩分とたんぱく質を控えた食事で、腎臓をいたわりましょう。

	健康な人の摂取目安量 （50〜69歳男性の場合）	腎移植後
エネルギー	2100〜2800kcal	1800kcal （標準体重1kgあたり 30〜35kcal）
食塩	8g未満	6g未満
たんぱく質	60g	50g前後 （標準体重1kgあたり 0.8〜1.0g）
カリウム	2500mg	2000mg以下
リン	1000mg	たんぱく質制限により 自然に減少

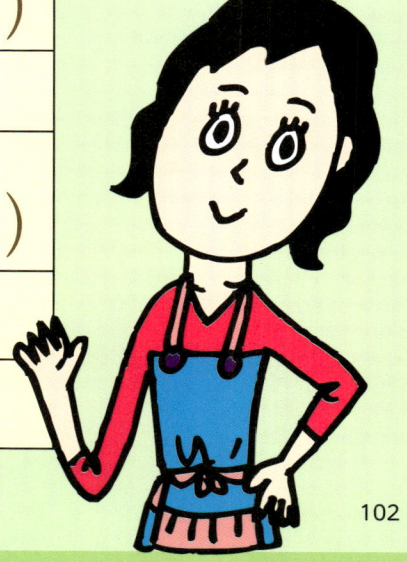

副菜・汁物のポイント

カリウム制限の数字は透析治療中と同じですが、そこまで厳密に制限する必要はありません。ゆるやかに考えてよいでしょう。野菜を食べてビタミンや食物繊維をとることがたいせつです。同じ食材ばかりに偏らないように心がけましょう。汁物は一日1食にし、汁を半量にするなどして減塩しましょう。

主食のポイント

ごはんは1食180g、パンは1食80～90g程度が目安です。標準体重（23ページ）によって、一日に摂取するべきエネルギー量は異なります。小柄な人や女性は主食をやや少なく調節しましょう。外食や市販の弁当などの多くは、ごはんの量が250～300gと多いので、食べすぎないよう気をつけてください。

一日の食事の例

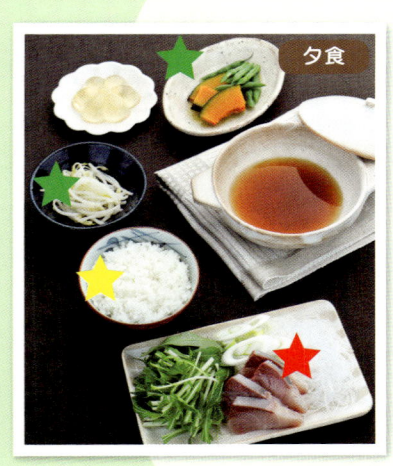

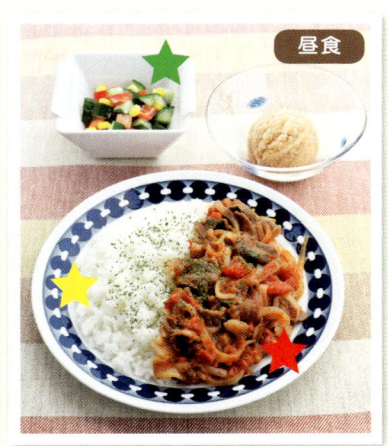

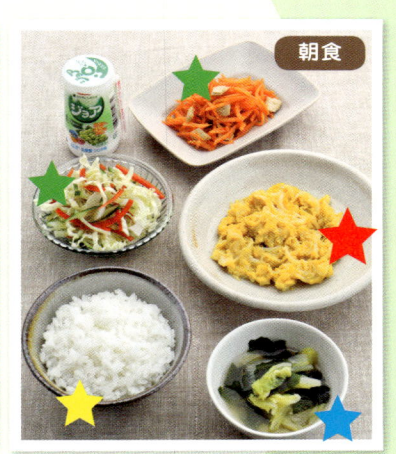

夕食 / 昼食 / 朝食

（★は主食、★は主菜、★は副菜、★は汁物）

そのほかのポイント

減塩は、健康な人にとっても、生活習慣病などを予防するうえで意味のあることです。腎移植後も引き続き、一日6g未満を目安に塩分制限を続けましょう。たんぱく質を控えるとエネルギー不足になりがちなので、この本の献立では、低たんぱくでエネルギーが補給できるデザートも紹介しています。

主菜のポイント

肉や魚の1食分の目安量は40～50gとやや少なめです。野菜と組み合わせるなどしてボリュームを出しましょう。脂質の多い部位を選んだほうが、たんぱく質の摂取量を少なくおさえられます。一日の食事の中で肉と魚を1回ずつとるようにすると、食事に変化がつき、栄養バランスも整いやすくなります。

※ 120～122ページにも、腎移植後の一日献立の組み合わせ例を紹介しています。

腎移植後の食事

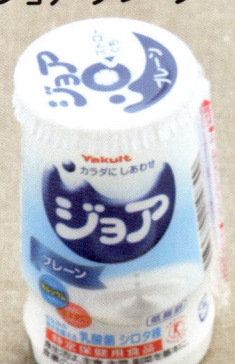

一日の目安 エネルギー1800kcal　たんぱく質50g　塩分6g未満
カリウム2000mg以下　リン制限なし

腎臓いたわり献立 1

1人分		
エネルギー 532kcal	たんぱく質 19.1g	塩分 2.3g
カリウム 669mg	リン 343mg	

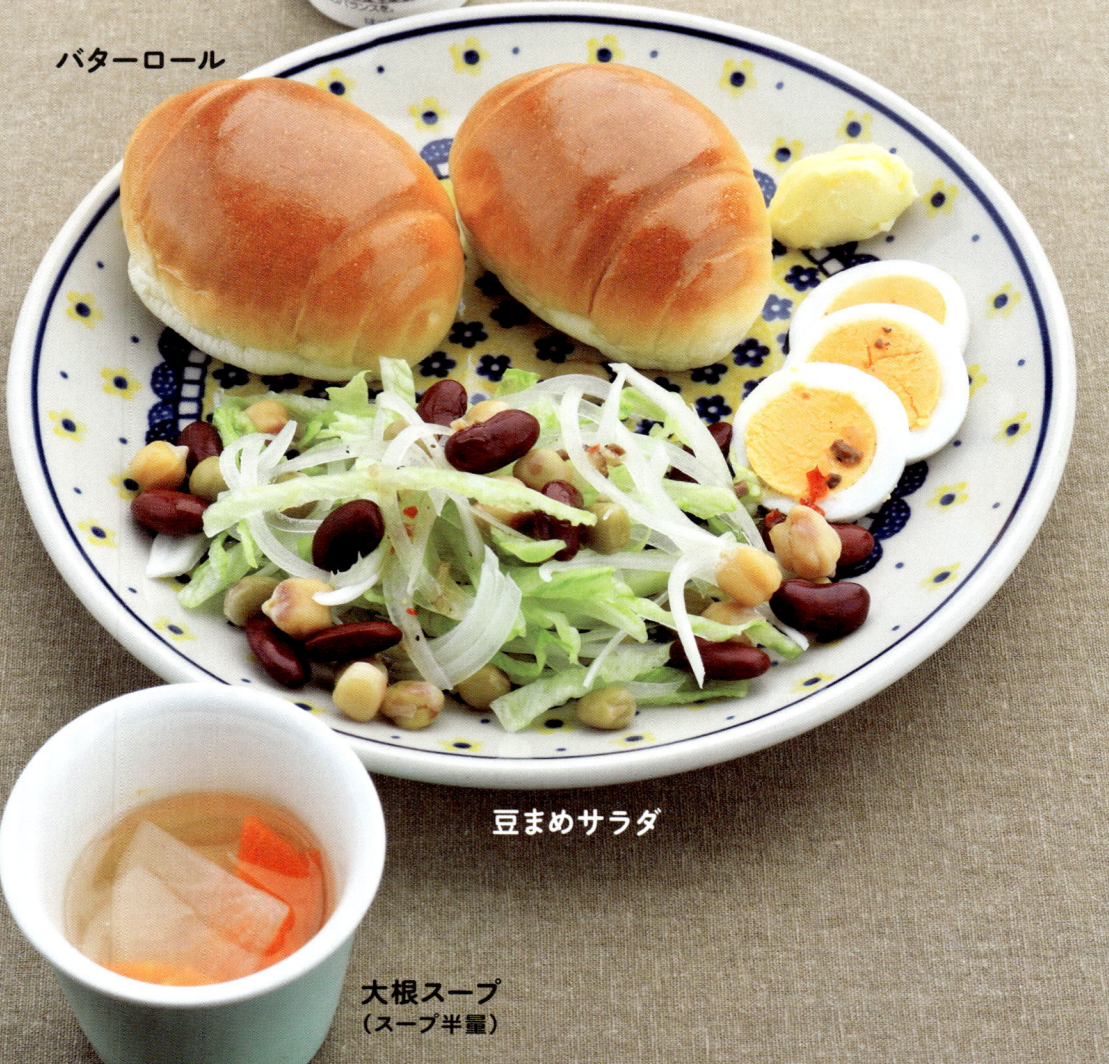

朝食

- ジョア プレーン
- バターロール
- 豆まめサラダ
- 大根スープ（スープ半量）

RECIPE

バターロール

1人分
エネルギー 270kcal
たんぱく質 5.6g　塩分 0.8g
カリウム 65mg　リン 52mg

1人分
バターロール ……………… 2個(80g)
マーガリン ……………… 小さじ2(8g)

ジョア プレーン

1人分
エネルギー 96kcal
たんぱく質 5.8g　塩分 0.2g
カリウム 288mg　リン 171mg

1人分
ジョア プレーン ……… 1本(125mℓ)

大根スープ（スープ半量）

1人分
エネルギー 6kcal
たんぱく質 0.1g　塩分 0.5g
カリウム 51mg　リン 5mg

材料（1人分）
大根 ……………………………… 15g
にんじん ………………………… 5g
ⓐ ┌ 顆粒コンソメ …… 小さじ1/6(0.5g)
　 │ 水 ……………… 1/3カップ(65mℓ)
　 │ 塩 ……………… ミニスプーン1/4(0.3g)
　 └ こしょう ……………………… 少量
※ⓐは通常の1人分の汁量の半量です。

作り方
1 大根とにんじんは薄いいちょう切りにする。
2 なべにコンソメと水を入れ、1を加えて煮る。
3 野菜に火が通ったら、塩とこしょうで調味し、器に盛る。

※汁量が半量のため作りにくい場合は、ⓐを材料表の2倍量で作って、半量の汁を盛ってもよい。

豆まめサラダ

1人分
エネルギー 160kcal
たんぱく質 7.6g　塩分 0.8g
カリウム 265mg　リン 115mg

材料（1人分）
ミックスビーンズ※ ……………… 40g
玉ねぎ …………………………… 20g
レタス ……………………… 1/2枚(20g)
ゆで卵 ……………………… 1/2個(25g)
イタリアンドレッシング
　………………………… 大さじ1(15g)

※ミックスビーンズは、水煮またはドライパックのものを使用。

作り方
1 玉ねぎは縦に薄切り、レタスは太めのせん切りにし、ともに水にさらして水けをきる。
2 ミックスビーンズは水けがあればきる。
3 ゆで卵は輪切りにする。
4 1と2を混ぜ合わせ、3のゆで卵とともに盛り合わせ、ドレッシングをかける。

手軽に使えて栄養豊富なミックスビーンズ

たんぱく質や食物繊維がとれるミックスビーンズは、水煮またはドライパックの缶詰めなどを利用すれば下ごしらえなども不要で、忙しい朝のメニューにぴったりです。ミックスビーンズとゆで卵を加えれば、サラダも食べごたえのある主菜になります。水煮やドライパックの多くには、多少の食塩が添加されているため、ドレッシングは控えめにしましょう。「食塩無添加」と表示されているものを選べば塩分はさらにおさえられます。

腎移植後　朝　腎臓いたわり献立 ❶

腎移植後の食事

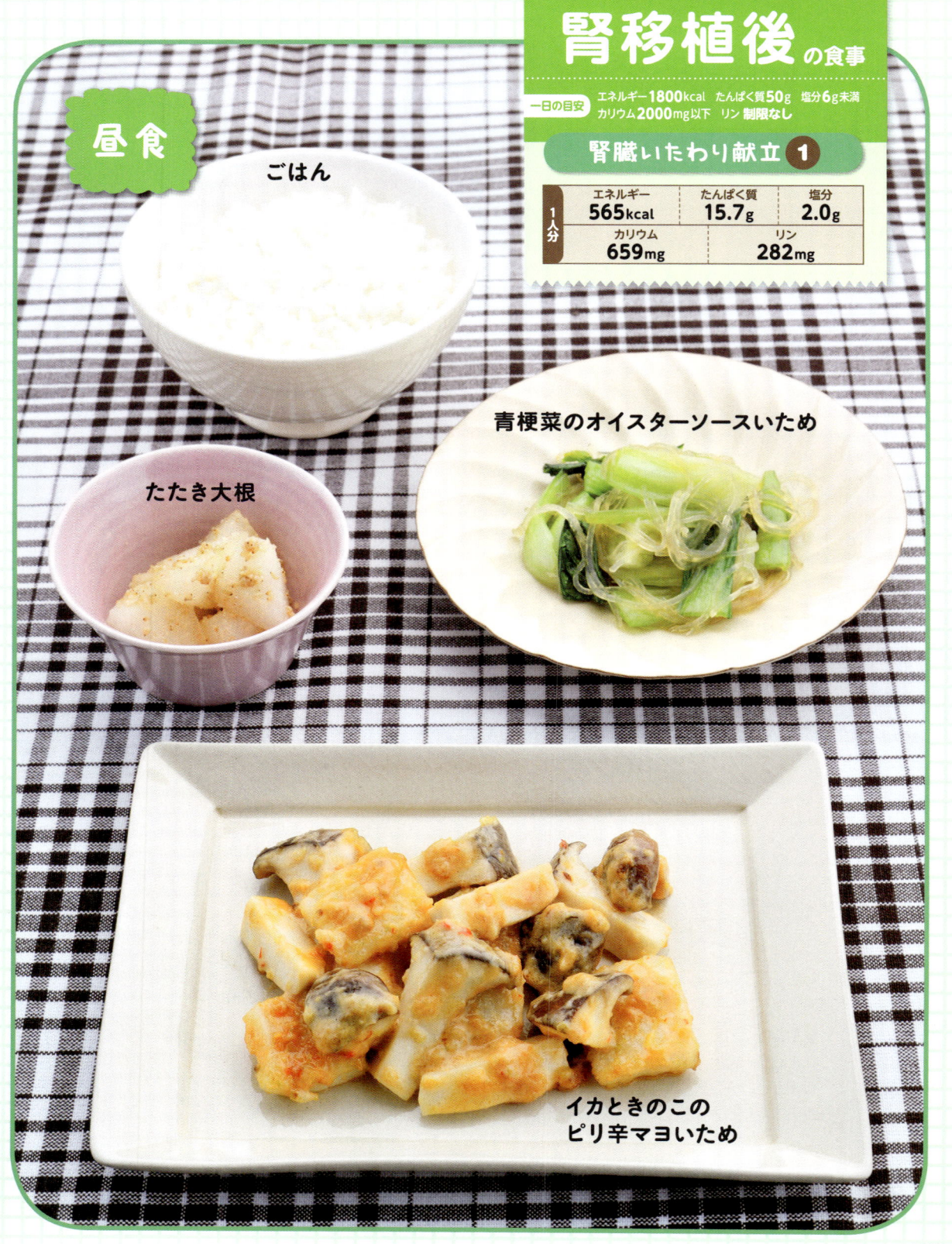

一日の目安 エネルギー1800kcal たんぱく質50g 塩分6g未満
カリウム2000mg以下 リン 制限なし

腎臓いたわり献立 1

1人分	エネルギー 565kcal	たんぱく質 15.7g	塩分 2.0g
	カリウム 659mg	リン 282mg	

昼食

- ごはん
- たたき大根
- 青梗菜のオイスターソースいため
- イカときのこのピリ辛マヨいため

RECIPE

たたき大根

1人分
エネルギー 21 kcal　たんぱく質 0.5g　塩分 0.1g
カリウム 71mg　リン 12mg

材料（1人分）
大根 ·· 30g
┌ すり白ごま ·············· 小さじ1/2（1.5g）
│ 減塩しょうゆ ········ ミニスプーン1/2弱（0.5g）
a┤ ヘルシオ ·············· ミニスプーン1/6（0.2g）
│ 砂糖 ························· 小さじ1/2（1.5g）
└ 酢 ······························ 小さじ1（5g）

作り方
1 大根は乱切りにし、さっとゆでて湯をきる。
2 aを混ぜ合わせて1の大根をあえる。

ごはん

1人分
エネルギー 267 kcal　たんぱく質 4.6g　塩分 0g
カリウム 66mg　リン 72mg

1人分
ごはん ··· 180g

青梗菜のオイスターソースいため

1人分
エネルギー 38 kcal　たんぱく質 0.8g　塩分 0.6g
カリウム 139mg　リン 18mg

材料（1人分）
青梗菜 ······························· 1/2株（50g）
はるさめ（乾） ································· 5g
┌ 減塩しょうゆ ············· 小さじ1/3（2g）
│ オイスターソース
a┤ ··································· 小さじ1/4（1.5g）
│ 酒 ······························ 小さじ1強（4g）
└ こしょう ······································ 少量
ごま油 ······························· 小さじ1/3（1g）

作り方
1 青梗菜は葉と軸に切り分け、葉は3〜4cm長さに、軸は縦に4等分に切る。
2 はるさめは3分ほどゆでてもどし、湯をきって食べやすい長さに切る。
3 フライパンにごま油を熱し、1の青梗菜をいためる。火が通ったら2のはるさめを加えていため合わせ、aで調味する。

イカときのこのピリ辛マヨいため

1人分
エネルギー 239 kcal　たんぱく質 9.8g　塩分 1.3g
カリウム 383mg　リン 180mg

材料（1人分）
┌ イカの胴 ···································· 40g
└ かたくり粉 ··················· 小さじ1（3g）
エリンギ ······················· 1本弱（30g）
生しいたけ ······················· 1個（10g）
ねぎのみじん切り ········ 10cm分（10g）
しょうがのみじん切り
································ 小さじ1強（5g）
┌ 減塩みそ ·············· 小さじ1 1/3（8g）
│ 減塩しょうゆ ········· 小さじ1/4（1.5g）
│ マヨネーズ ········· 大さじ1 1/4（15g）
a┤ 豆板醤 ··············· ミニスプーン2/3強（1g）
│ おろしにんにく ············ 少量（0.4g）
│ 砂糖 ·························· 小さじ2/3（2g）
└ 水 ································ 小さじ1（5mℓ）
サラダ油 ················ 小さじ1 1/4（5g）

作り方
1 エリンギは縦4つ割りにし、3cm長さに切る。しいたけは縦4つ割りにする。
2 aを混ぜ合わせる。
3 イカは格子状に切り目を入れて一口大に切り、かたくり粉をまぶす。
4 フライパンに油、ねぎ、しょうがを入れて火にかけ、香りが立ったら1のきのこと3のイカを加えていためる。
5 火が通ったら2で調味する。

マヨネーズのコクでおいしく減塩

マヨネーズは比較的塩分が少ない調味料です。この献立の「イカときのこのピリ辛マヨいため」では、マヨネーズを15gとやや多めに使いますが、この量でも塩分はおよそ0.4g弱です。卵と油が原料なので脂質が多く、いため物に使うとコクが出ておいしく仕上がります。食欲がないときのエネルギーアップにも有効です。

腎移植後　昼　腎臓いたわり献立❶

腎移植後の食事

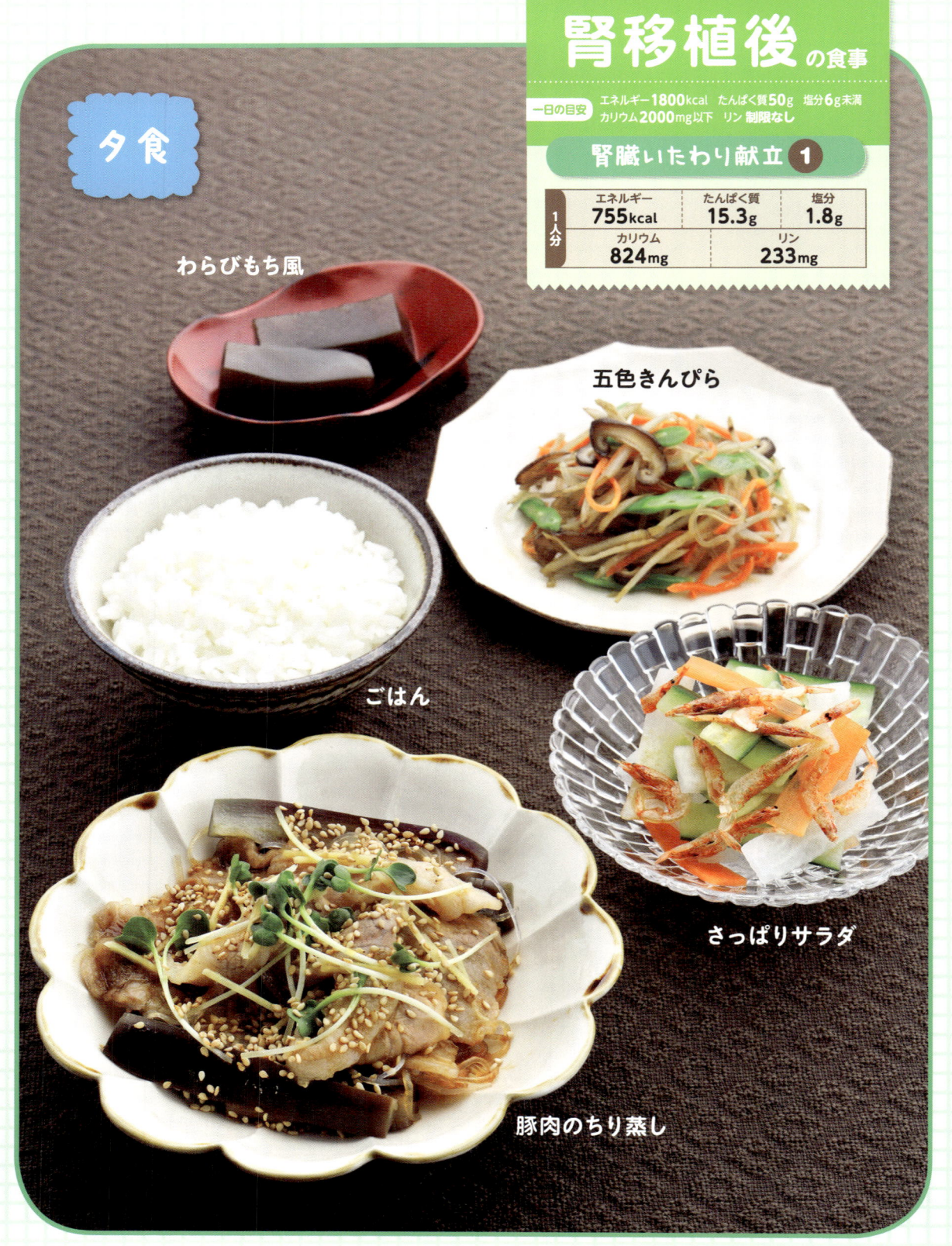

一日の目安 エネルギー1800kcal たんぱく質50g 塩分6g未満
カリウム2000mg以下 リン 制限なし

腎臓いたわり献立 ①

1人分	エネルギー 755kcal	たんぱく質 15.3g	塩分 1.8g
	カリウム 824mg	リン 233mg	

夕食

- わらびもち風
- 五色きんぴら
- ごはん
- さっぱりサラダ
- 豚肉のちり蒸し

RECIPE

さっぱりサラダ

1人分
エネルギー **25**kcal
たんぱく質 **1.3**g　塩分 **0.3**g
カリウム **189**mg　リン **29**mg

材料（1人分）
大根	50g
にんじん	10g
きゅうり	1/5本(20g)
サクラエビ（乾）	1g
┌ ヘルシオ	ミニスプーン1/4(0.3g)
│ 減塩しょうゆ	小さじ1/4(1.5g)
ⓐ 砂糖	小さじ1/3(1g)
│ 減塩顆粒こんぶだし	ミニスプーン1/6(0.1g)
└ トロミファイバー※	ミニスプーン1/2(0.2g)

作り方
1 大根とにんじんは薄い短冊切りにし、ゆでて湯をきる。きゅうりは薄い短冊切りにする。
2 器に1を盛り、サクラエビを散らす。
3 ⓐを混ぜ合わせて2にかける。

※（株）宮源のとろみ調整食品。混ぜるだけで簡単にとろみがつけられて便利（55ページ参照）。

ごはん

1人分
エネルギー **267**kcal
たんぱく質 **4.6**g　塩分 **0**g
カリウム **66**mg　リン **72**mg

1人分
ごはん	180g

わらびもち風

1人分
エネルギー **58** kcal
たんぱく質 **0.2**g　塩分 **0**g
カリウム **124**mg　リン **7**mg

（材料と作り方は113ページ）

五色きんぴら

1人分
エネルギー **134**kcal
たんぱく質 **1.1**g　塩分 **0.2**g
カリウム **158**mg　リン **25**mg

材料（1人分）
ごぼう	15㎝(30g)
にんじん	1/6本(20g)
さやいんげん	1/2本(3g)
しらたき	20g
干ししいたけ	1/2個(1g)
┌ 減塩しょうゆ	小さじ1/2(3g)
│ 砂糖	小さじ1/2(1.5g)
│ みりん	小さじ1/6(1g)
ⓐ 減塩顆粒こんぶだし	
│	ミニスプーン1/3(0.2g)
└ カロアップ※	大さじ1 2/3(10g)
サラダ油	大さじ1/4(3g)
ごま油	大さじ1/4(3g)

作り方
1 ごぼうとにんじんはせん切り、さやいんげんは斜め薄切りにし、すべてをゆでて湯をきる。
2 しらたきは下ゆでして、食べやすい長さに切る。干ししいたけはもどして薄切りにする。
3 フライパンにサラダ油を熱し、1の野菜と2のしらたきと干ししいたけをいためる。
3 全体に油がなじんだらⓐで調味し、ごま油を加えてひと混ぜし、火を消す。

※カロアップは、（株）宮源のエネルギー補給食品。砂糖の1/10の低甘味で、砂糖と同等のエネルギーが補給できる。低粘性でとけやすく、料理の風味や食感を損ないにくい。たんぱく質やカリウムを含まないので安心（63ページ参照）。

豚肉のちり蒸し

1人分
エネルギー **271**kcal
たんぱく質 **8.1**g　塩分 **1.3**g
カリウム **287**mg　リン **100**mg

材料（1人分）
豚バラ薄切り肉	40g
┌ 減塩しょうゆ	小さじ2/3(4g)
ⓐ 酒	大さじ1/2強(8g)
└ かたくり粉	大さじ1強(10g)
なす	2/3本(50g)
はるさめ（乾）	10g
┌ 減塩しょうゆ	小さじ1 2/3(10g)
│ 減塩カツオだしの素	
ⓑ	小さじ1/6(0.5g)
│ レモンの搾り汁	1/10個分(3g)
└ 水	小さじ1弱(4mℓ)
しょうがのせん切り	3g
貝割れ大根	3g
いり白ごま	小さじ1(3g)

作り方
1 豚肉は一口大に切り、ⓐをもみ込んで下味をつける。
2 なすは縦8等分に切り、ゆでて冷水にとり、水けを絞る。
3 はるさめは3分ほどゆでてもどし、湯をきって食べやすい長さに切る。
4 ⓑを合わせてちり酢を作る。
5 耐熱皿に2と3を並べのせ、上に1の豚肉を広げる。4のちり酢の半量をかけ、ラップをかけて電子レンジで2分加熱する。ラップをはずし、器に盛る。
6 貝割れ大根は根を切り除いて長さを半分に切り、しょうがとともに5に散らす。ごまをふり、残りのちり酢をかける。

腎移植後の食事

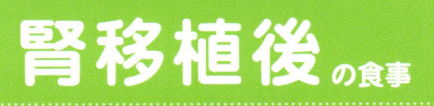

一日の目安 エネルギー1800kcal たんぱく質50g 塩分6g未満
カリウム2000mg以下 リン 制限なし

腎臓いたわり献立 ❷

1人分	エネルギー 544kcal	たんぱく質 19.7g	塩分 2.2g
	カリウム 705mg	リン 370mg	

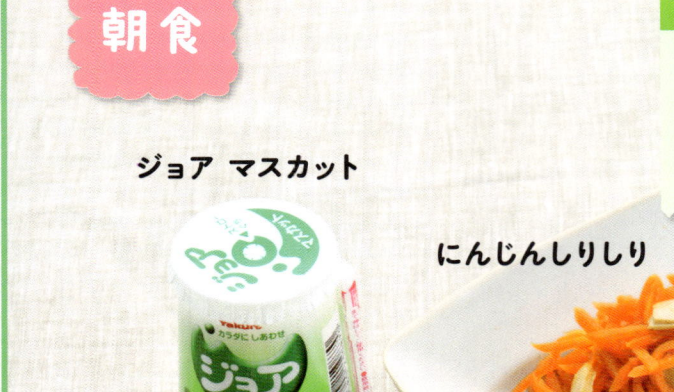

朝食

- ジョア マスカット
- にんじんしりしり
- 和風サラダ
- 玉ねぎ入り和風いり卵
- ごはん
- 白菜とわかめのみそ汁（汁半量）

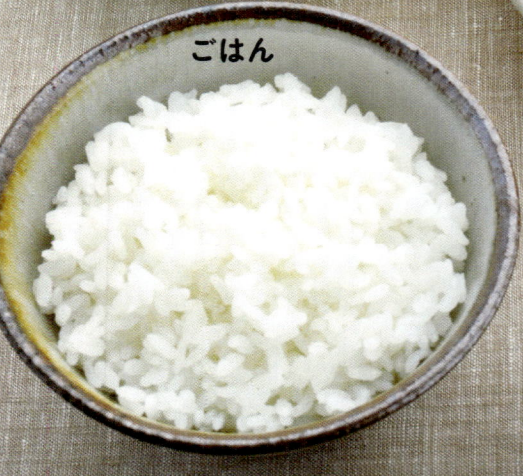

110

RECIPE

白菜とわかめのみそ汁 (汁半量)

1人分
エネルギー 13kcal
たんぱく質 0.9g　塩分 0.7g
カリウム 60mg　リン 16mg

材料（1人分）
白菜 ……………………………… 15g
カットわかめ ……………………… 0.2g
ⓐ ┌ だし ……………… 大さじ5(75㎖)
　 └ みそ ………………… 小さじ1(6g)
※ⓐは通常の1人分の汁量の半量です。

作り方
1 白菜は一口大に切る。わかめはもどして洗い、水けを絞る。
2 なべにだしと1の白菜を入れて煮る。
3 白菜に火が通ったら1のわかめを加え、みそをとき入れて火を消す。

※汁量が半量のため作りにくい場合は、ⓐを材料表の2倍量で作って、半量の汁を盛ってもよい。

ごはん

1人分
エネルギー 267kcal
たんぱく質 4.6g　塩分 0g
カリウム 66mg　リン 72mg

1人分
ごはん …………………………… 180g

にんじんしりしり

1人分
エネルギー 62kcal
たんぱく質 2.7g　塩分 0.4g
カリウム 172mg　リン 43mg

材料（1人分）
にんじん ………………… 1/2本(60g)
ツナ油漬け缶詰め ……………… 10g
ⓐ ┌ 減塩しょうゆ ……… 小さじ1/3(2g)
　 │ 顆粒和風だし … ミニスプーン1/6(0.1g)
　 └ 水 …………………… 1/4カップ(50㎖)
サラダ油 ………………… 小さじ1/4(1g)

作り方
1 にんじんはせん切りにし、ゆでて湯をきる。
2 フライパンに油を熱し、1のにんじんとツナをいためる。
3 全体に油がなじんだらⓐを加えて調味し、汁けがなくなったら火を消す。

和風サラダ

1人分
エネルギー 18kcal
たんぱく質 1.0g　塩分 0.4g
カリウム 88mg　リン 16mg

材料（1人分）
キャベツ ………………… 1/2枚(40g)
きゅうり …………………… 1/5本(20g)
パプリカ（赤）…………………… 5g
ノンオイル和風ドレッシング
………………………… 小さじ2(10g)

作り方
1 キャベツ、きゅうり、パプリカはせん切りにし、水にさらして水けをきる。
2 1をドレッシングであえ、器に盛る。

玉ねぎ入り和風いり卵

1人分
エネルギー 134kcal
たんぱく質 6.6g　塩分 0.6g
カリウム 127mg　リン 104mg

材料（1人分）
卵 ………………………… 1個(50g)
玉ねぎ …………………… 1/4個(40g)
ⓐ ┌ しょうゆ ……… ミニスプーン1/2弱(0.5g)
　 │ 塩 …………… ミニスプーン1/4(0.3g)
　 │ 砂糖 ………………… 小さじ1/3(1g)
　 │ みりん ……………… 小さじ1/6(1g)
　 └ 顆粒和風だし … ミニスプーン1/6(0.1g)
サラダ油 ………………… 小さじ1(4g)

作り方
1 玉ねぎは縦に薄切りにする。
2 卵は割りほぐし、ⓐを加えて混ぜる。
3 フライパンに油を熱して1の玉ねぎをいため、火が通ったら2の卵液を加えて混ぜる。
4 卵にほどよく火が通ったら火を消し、器に盛る。

ジョア マスカット

1人分
エネルギー 50kcal
たんぱく質 3.9g　塩分 0.1g
カリウム 192mg　リン 119mg

1人分
ジョア マスカット※ ……… 1本(125㎖)
※57ページ参照。

腎移植後　朝　腎臓いたわり献立❷

111

腎移植後の食事

一日の目安 エネルギー1800kcal たんぱく質50g 塩分6g未満
カリウム2000mg以下 リン制限なし

腎臓いたわり献立 ②

1人分	エネルギー 701kcal	たんぱく質 12.7g	塩分 1.8g
	カリウム 602mg	リン 193mg	

昼食

コロコロ野菜の
さっぱりマヨあえ

紅茶シャーベット

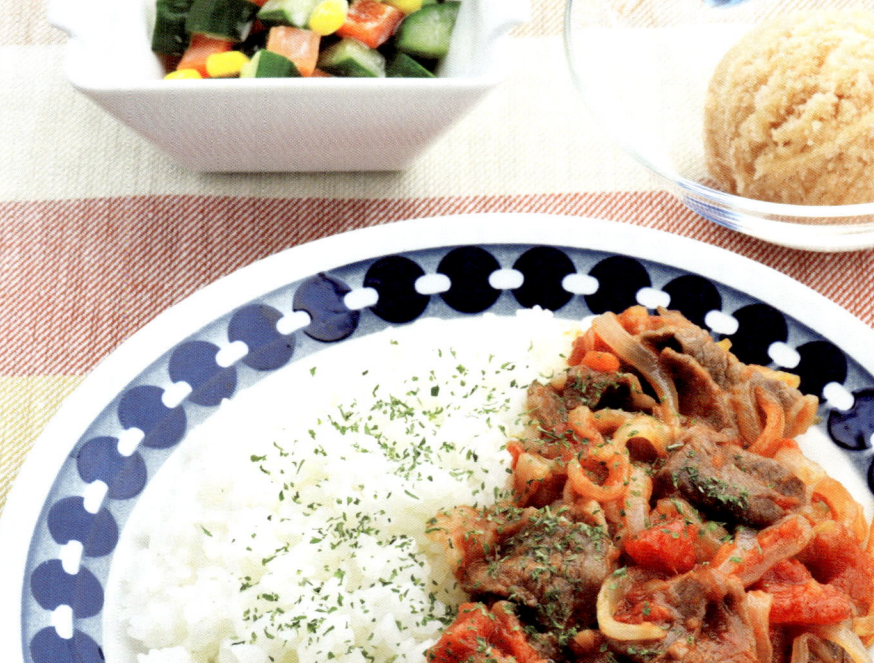

トマトのハヤシライス

112

RECIPE

紅茶シャーベット

1人分
エネルギー **75**kcal
たんぱく質 **0.1**g　塩分 **0**g
カリウム **6**mg　リン **2**mg

材料（4人分）
紅茶 …………………… 1ｶｯﾌﾟ(200㎖)
砂糖 …………………… 大ｻｼﾞ3強(28g)
粉飴※ ………………………………… 40g
生クリーム ……………… 大ｻｼﾞ1/2強(8g)

作り方
1. 温かい紅茶に砂糖と粉飴をとかし、生クリームを加えて混ぜ合わせ、さます。
2. 1をバットに入れ、冷凍庫で凍らせる。
3. 1時間ほどしてかたまってきたら、スプーンでかき混ぜて空気を含ませる。何度かかき混ぜて、ほどよくシャーベット状になったら器に盛る。

※粉飴は、でんぷんを原料とするエネルギー補給食品。砂糖と同等のエネルギー量で、甘さはおよそ1/8（63ページ参照）。

コロコロ野菜のさっぱりマヨあえ

1人分
エネルギー **57**kcal
たんぱく質 **0.8**g　塩分 **0.4**g
カリウム **149**mg　リン **27**mg

材料（1人分）
きゅうり …………………… 1/2本(50g)
パプリカ（赤） ……………………… 5g
にんじん ……………………………… 10g
冷凍スイートコーン … 大ｻｼﾞ1/2(5g)
┌ マヨネーズ ………… 大ｻｼﾞ1/4(3g)
│ 塩 ……………………… ﾐﾆｽﾌﾟ1/4(0.3g)
ⓐ マクトンオイル※ …… 小ｻｼﾞ1/2(2g)
└ 酢 …………………………… ﾐﾆｽﾌﾟ1(1g)

作り方
1. きゅうり、パプリカ、にんじんは1cm角に切る。
2. にんじんとコーンはゆでて湯をきる。
3. ⓐを混ぜ合わせ、すべての野菜をあえる。

※マクトンオイルは、キッセイ薬品工業（株）のエネルギー補給食品で、中鎖脂肪酸油を多く配合した液体オイル（63ページ参照）。

トマトのハヤシライス

1人分
エネルギー **569**kcal
たんぱく質 **11.8**g　塩分 **1.4**g
カリウム **447**mg　リン **164**mg

材料（1人分）
┌ 牛バラ薄切り肉 ………………… 40g
└ ヘルシオ ………… ﾐﾆｽﾌﾟ1/6(0.2g)
玉ねぎ ……………………… 1/3個(50g)
セロリ ………………………………… 10g
┌ オリーブ油 …………… 小ｻｼﾞ1/2(2g)
└ バター ………………… 小ｻｼﾞ1 1/4(5g)
トマト水煮缶詰め ………………… 70g
きゅうりピクルス …………………… 8g
┌ ヘルシオ ………… ﾐﾆｽﾌﾟ1/2弱(0.5g)
│ バター …………………… 小ｻｼﾞ2(8g)
ⓐ 白ワインビネガー …… 小ｻｼﾞ2(10g)
│ トマトケチャップ ……… 小ｻｼﾞ1(5g)
└ こしょう ………………………… 少量
ごはん ……………………………… 180g
パセリ（乾） ……………………… 少量

作り方
1. 牛肉は大きければ一口大に切り、ヘルシオをふる。
2. 玉ねぎは5㎜幅のくし形切り、セロリは斜め薄切りにする。
3. トマト水煮缶はあらくつぶし、きゅうりピクルスはみじん切りにする。
4. フライパンにオリーブ油とバターを入れて火にかけ、2の玉ねぎとセロリをいためる。しんなりとなったら1の牛肉を加えていためる。
5. 肉の色が変わったら3のトマトとピクルスとⓐを加えて、焦げないように適宜水を加えながら20分ほど煮込む。
6. 器にごはんと5を盛り合わせ、パセリをふる。

●109ページ「わらびもち風」の材料と作り方

材料（4人分）
ほうじ茶 ………………… 1ｶｯﾌﾟ(200㎖)
黒砂糖 ……………………………… 40g
かたくり粉 …………… 大ｻｼﾞ3強(28g)
水 ……………………… 大ｻｼﾞ2弱(28㎖)

作り方
1. なべにすべての材料を入れ、しっかりと混ぜ合わせる。
2. 中火にかけて、木べらでかき混ぜながら加熱する。どろっとしてきたら弱火にし、たえずかき混ぜる。
3. 透明になったら火を消し、1分ほどさらに練り混ぜる。
4. 水でぬらした型に3を入れ、氷水に型ごと浸して冷やす（冷蔵庫には入れない）。
5. 型からとり出し、ぬらした包丁で食べやすく切って器に盛る。

腎移植後　昼　腎臓いたわり献立❷

腎移植後の食事

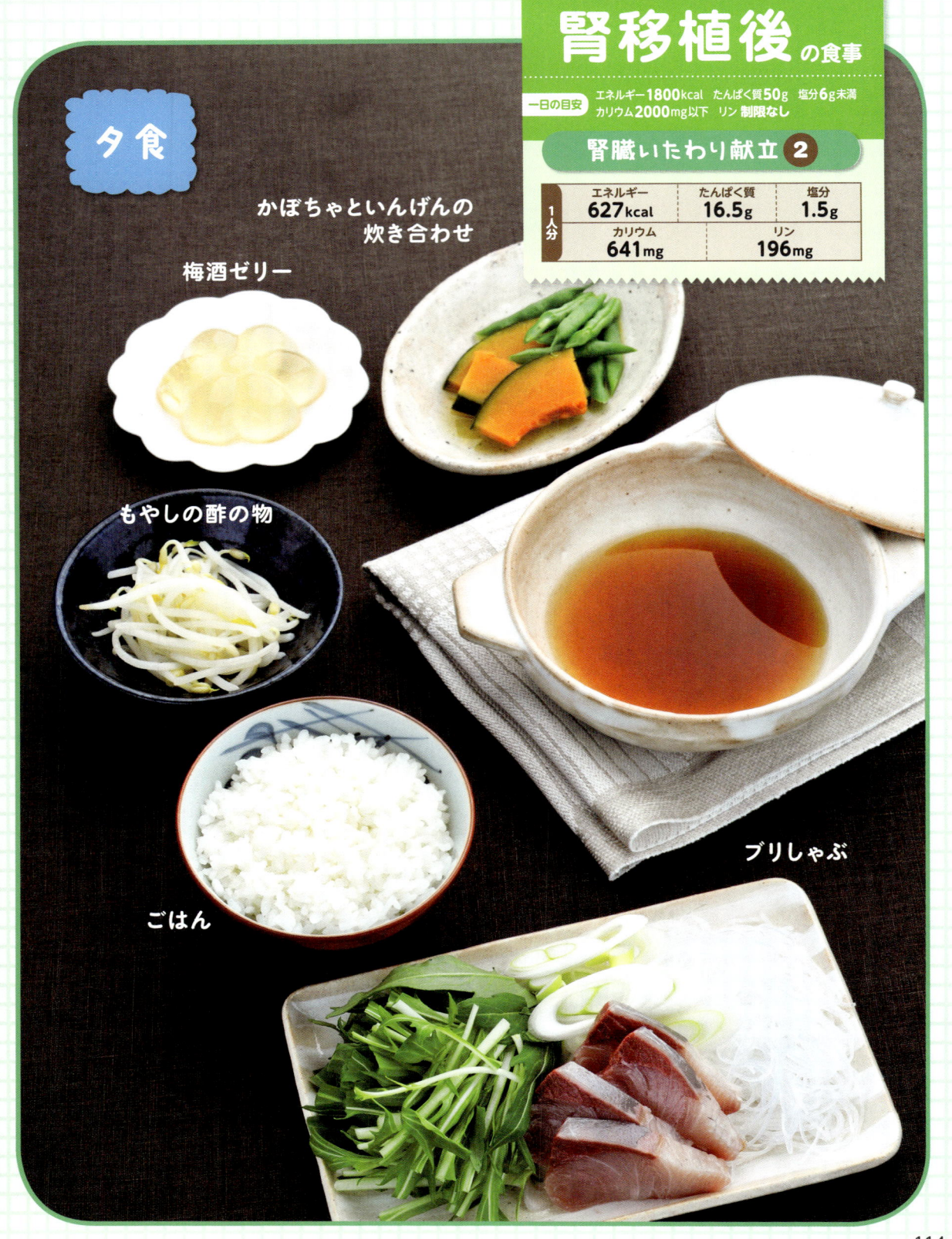

一日の目安 エネルギー1800kcal たんぱく質50g 塩分6g未満 カリウム2000mg以下 リン 制限なし

腎臓いたわり献立 ❷

1人分	エネルギー 627kcal	たんぱく質 16.5g	塩分 1.5g
	カリウム 641mg	リン 196mg	

夕食

- かぼちゃといんげんの炊き合わせ
- 梅酒ゼリー
- もやしの酢の物
- ごはん
- ブリしゃぶ

RECIPE

もやしの酢の物

1人分
エネルギー 21kcal
たんぱく質 0.9g　塩分 0.2g
カリウム 15mg　リン 13mg

材料（1人分）
もやし……………………30g
┌ 塩………………ミニス1/6(0.2g)
ⓐ 砂糖……………小さ1弱(2.5g)
└ 酢………………小さ1弱(4g)

作り方
1 もやしはゆでて湯をきる。
2 ⓐを混ぜ合わせ、1のもやしをあえる。

梅酒ゼリー

1人分
エネルギー 90kcal
たんぱく質 0g　塩分 0g
カリウム 10mg　リン 1mg

材料（2人分）
梅酒………………1/4ｶｯﾌﾟ(50g)
水…………………2/5ｶｯﾌﾟ(80mℓ)
アガー（植物性ゼリーの素）……3g
砂糖………………大さ1強(10g)
カロアップ※……………20g
※63ページ参照。

作り方
1 小なべにすべての材料を入れてかき混ぜ、火にかけてよく煮とかす。
2 型に入れ、冷蔵庫で冷やしかためる。
3 型からとり出して器に盛る。

かぼちゃといんげんの炊き合わせ

1人分
エネルギー 37kcal
たんぱく質 1.0g　塩分 0.3g
カリウム 185mg　リン 23mg

材料（1人分）
かぼちゃ…………………30g
さやいんげん…………3本(20g)
┌ 塩………………ミニス1/4(0.3g)
│ 酒………………ミニス2(2g)
ⓐ 減塩顆粒こんぶだし
│ …………………小さ1/6(0.5g)
└ 水………………2/5ｶｯﾌﾟ(80mℓ)

作り方
1 かぼちゃは5mm厚さに切り、ゆでて湯をきる。
2 さやいんげんは筋を除いて斜め半分に切り、ゆでて湯をきる。
3 小なべにⓐ、1のかぼちゃ、2のいんげんを入れて火にかけ、汁けがほぼなくなるまで煮る。

ごはん

1人分
エネルギー 267kcal
たんぱく質 4.6g　塩分 0g
カリウム 66mg　リン 72mg

1人分
ごはん……………………180g

ブリしゃぶ

1人分
エネルギー 212kcal
たんぱく質 10.0g　塩分 1.0g
カリウム 365mg　リン 87mg

材料（1人分）
ブリ（刺し身用）……………40g
はるさめ（乾）……………20g
ねぎ………………………20cm(20g)
水菜………………………3/4株(30g)
┌ 減塩しょうゆ……小さ1(6g)
│ 酒………………大さ1/2強(8g)
ⓐ 減塩カツオだしの素
│ …………………小さ1/3(1g)
│ 水………………1/2ｶｯﾌﾟ(100mℓ)
└ みりん……………小さ1(6g)
赤とうがらし………………少量

作り方
1 ブリは5mm厚さの薄切りにする。
2 はるさめは3分ほどゆでてもどし、湯をきって食べやすい長さに切る。
3 ねぎは斜め薄切りにし、水菜は4～5cm長さに切る。
4 土なべにⓐを入れて煮立てる。
5 2、3を入れて軽く火を通し、1のブリを汁にくぐらせ、さっと火を通しながら汁ごと具をすくって食べる。好みで赤とうがらしをふってもよい。

腎移植後 夕 腎臓いたわり献立 ❷

115

単品料理

主菜

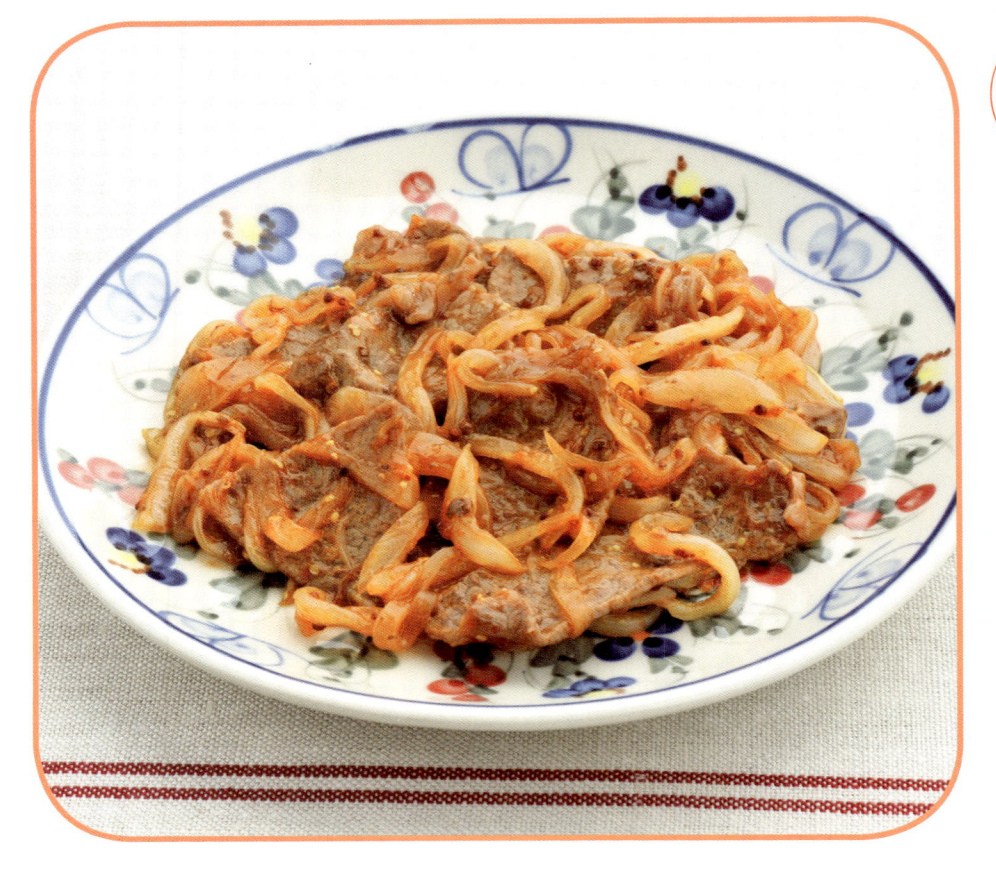

牛肉のハニーマスタードいため

牛バラ肉に、はちみつの甘さがマッチ。パンによく合う味つけです。

材料（1人分）
- 牛バラ薄切り肉 ………… 40g
- 玉ねぎ ………… 1/2個(100g)
- マーガリン ………… 小さじ1(4g)
- a
  - はちみつ ……… 大さじ1/4弱(5g)
  - 粒マスタード ……小さじ1/2(2.5g)
  - トマトケチャップ…小さじ2(10g)
  - ウスターソース…小さじ1弱(5g)
  - ヘルシオ ………… ミニスプーン1/6(0.2g)
  - 顆粒コンソメ ………… 0.5g
  - かたくり粉 ……… 小さじ1(2g)
  - 水 ………… 大さじ1 1/3(20mℓ)

作り方
1. 牛肉は大きければ一口大に切る。玉ねぎは縦に薄切りにする。
2. フライパンにマーガリンを入れ、火にかけてとかし、1の牛肉と玉ねぎをいためる。
3. 火が通ったらaを加え、とろみがつくまでいため煮にする。

1人分
- エネルギー 253kcal
- たんぱく質 7.3g　塩分 1.2g
- カリウム 298mg　リン 95mg

116

主菜

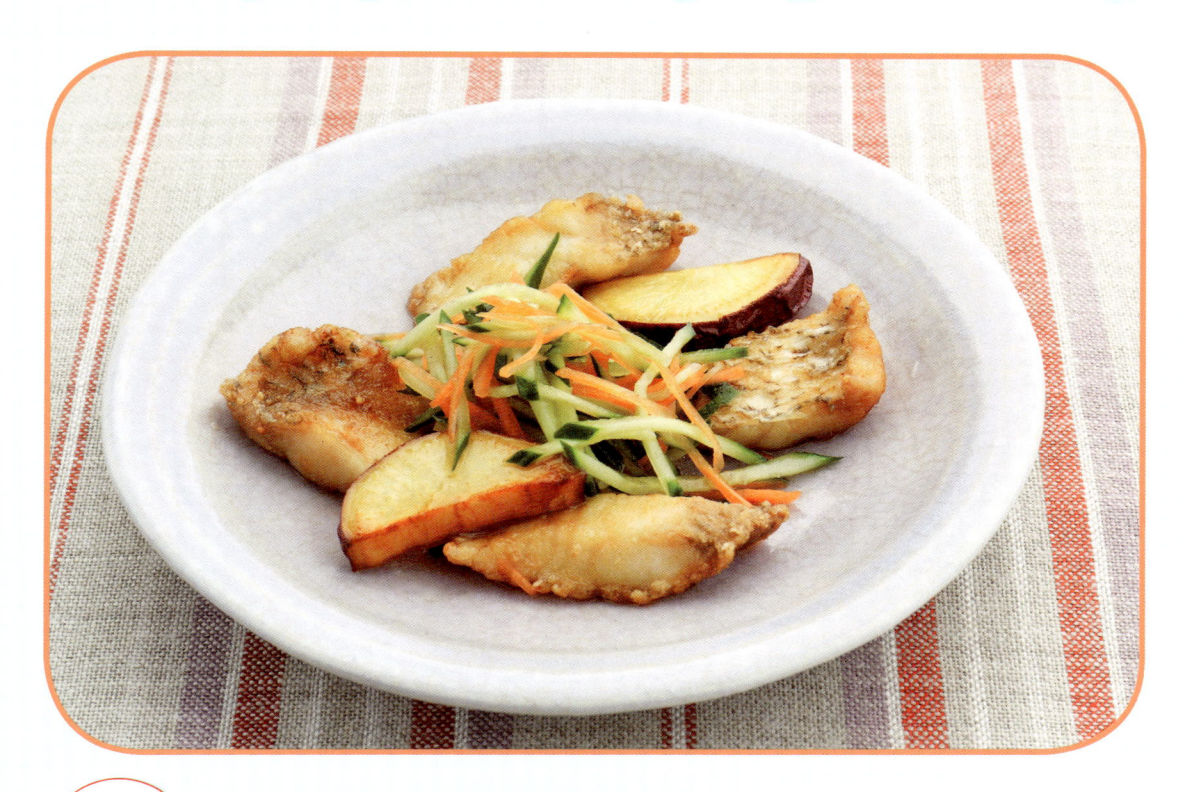

タイの甘酢漬け

甘酢だれに漬け込んで、よく味をなじませるのが減塩のポイント。

材料（1人分）

- タイ（切り身）※ ……… 50g
  - しょうゆ ……… 小さじ1/3（2g）
  - こしょう ……… 少量
- かたくり粉 ……… 小さじ1 2/3（5g）
- さつま芋 ……… 20g
- きゅうり ……… 1/5本（20g）
- にんじん ……… 10g
- ⓐ
  - 減塩しょうゆ ……… 小さじ1/6（1g）
  - 減塩顆粒こんぶだし ……… ミニスプーン1強（0.7g）
  - 砂糖 ……… 小さじ1 1/3（4g）
  - 酢 ……… 大さじ1/2強（8g）
  - 塩 ……… ミニスプーン2/3（0.8g）
- 揚げ油 ……… 適量

※アコウダイ、アカウオ、アマダイ、マトウダイなどを使ってもよいでしょう。

作り方

1. タイは一口大にそぎ切りにし、しょうゆとこしょうで下味をつける。
2. ⓐを混ぜ合わせて甘酢だれを作る。
3. きゅうりとにんじんはせん切りにし、2の甘酢だれに漬ける。
4. さつま芋は半月切りにする。なべに揚げ油を入れて170℃に熱し、さつま芋を素揚げにする。熱いうちに3に漬け込む。
5. 1のタイにかたくり粉をまぶし、4と同じ油でカラリと揚げて火を通す。熱いうちに3に漬け込む。
6. 30分ほどおいて味がなじんだら、器に盛り合わせる。

1人分
エネルギー **207**kcal
たんぱく質 **11.2**g　塩分 **1.4**g
カリウム **403**mg　リン **134**mg

腎移植後　単品・主菜

副菜

揚げエリンギの甘酢あんかけ

少量の甘酢あんも、とろみ調整食品を使えば手軽に作れます。

材料（1人分）
- エリンギ……………1本（40g）
- にんじん……………10g
- 長芋…………………10g
- ぎんなん水煮缶……3g
- ⓐ
  - しょうゆ……ミニスプーン1/6（0.2g）
  - 塩……………ミニスプーン1/6（0.2g）
  - 砂糖…………ミニスプーン1弱（0.5g）
  - すり白ごま……小さじ1/3（1g）
  - おろししょうが……少量（1g）
  - 水………………小さじ1（5ml）
  - 小麦粉…………小さじ1（3g）
- 揚げ油………………適量
- ⓑ
  - しょうゆ………小さじ1/4（1.5g）
  - 砂糖……………ミニスプーン1弱（0.5g）
  - 酢………………小さじ3/5（3g）
  - トロミファイバー※……0.5g
- 小ねぎの小口切り……2g

※とろみ調整食品。55ページ参照。

作り方
1. エリンギは縦に4等分に切り、長さを半分に切る。耐熱皿に入れ、ラップをして電子レンジで1分加熱して火を通す。
2. にんじんは拍子木切りにし、下ゆでして湯をきる。長芋は拍子木切りにする。
3. ⓐを混ぜ合わせて衣を作る。なべに揚げ油を入れて170℃に熱し、1のエリンギをⓐの衣にくぐらせてカラリと揚げる。
4. ⓑを合わせてとろみがつくまで混ぜ、甘酢あんを作る。
5. 器に3のエリンギ、2のにんじんと長芋、ぎんなんを盛り合わせ、4の甘酢あんをかけて小ねぎを散らす。

1人分
- エネルギー **87** kcal
- たんぱく質 **2.6** g
- 塩分 **0.4** g
- カリウム **340** mg
- リン **72** mg

副菜 切り干し大根のサラダ

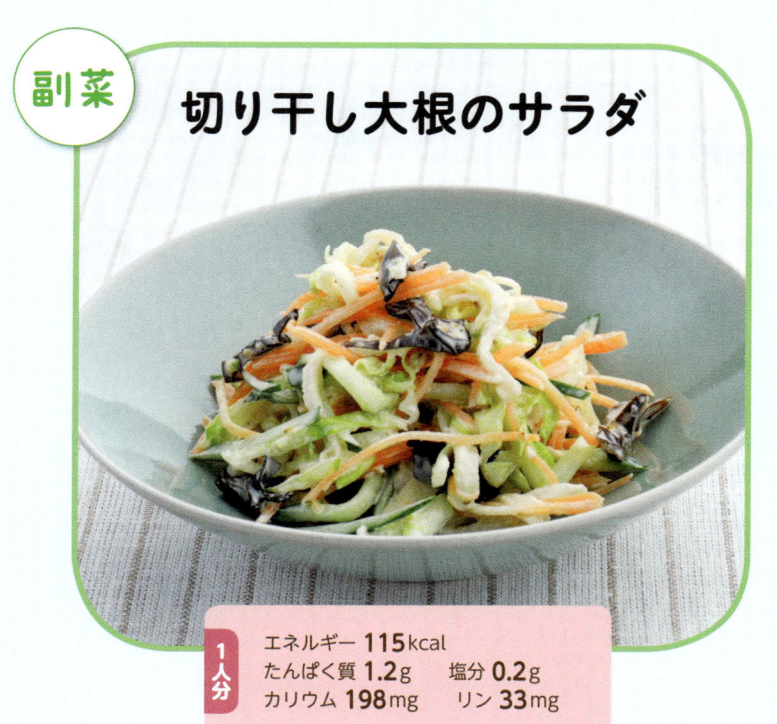

パリパリ、シャキシャキ、いろいろな食感が楽しめます。

材料（1人分）
- 切り干し大根……………3g
- きくらげ（乾）…………1g
- にんじん…………………15g
- きゅうり…………………15g
- レタス……………………5g
- ａ ┌ すり白ごま……………小さじ2/3（2g）
    │ マヨネーズ……………大さじ1（12g）
    └ こしょう………………少量

作り方
1. 切り干し大根は水に浸してもどし、水けを絞って食べやすい長さに切る。きくらげは水に浸してもどして細切りにする。
2. にんじん、きゅうり、レタスはせん切りにする。
3. ａを合わせて、1と2をあえる。

1人分　エネルギー 115kcal　たんぱく質 1.2g　塩分 0.2g　カリウム 198mg　リン 33mg

副菜 ゴーヤーのおかかいため

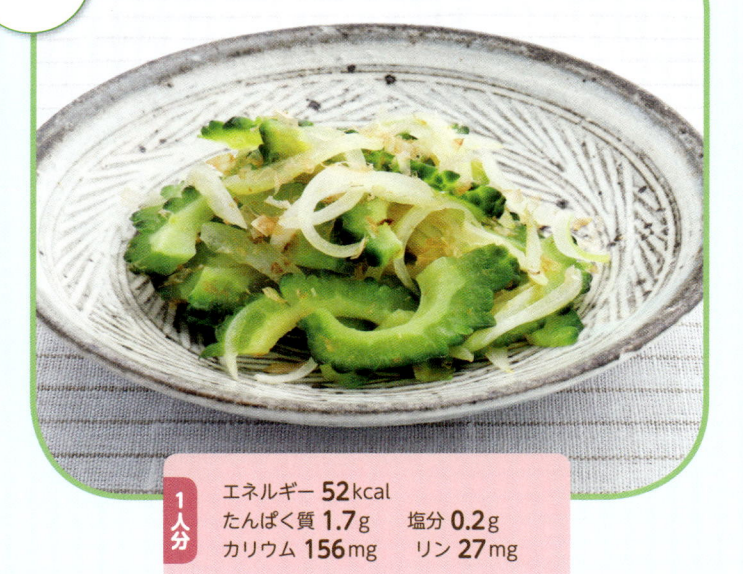

ゴーヤーの苦味がおいしいシンプルな一品。

材料（1人分）
- ゴーヤー…………………1/5本（40g）
- 玉ねぎ……………………20g
- ┌ 減塩しょうゆ…………小さじ1/2（3g）
  └ 削りガツオ……………1g
- サラダ油…………………小さじ1/2（2g）

作り方
1. ゴーヤーは縦半分に切り、スプーンで種とわたをとり除き、端から薄切りにする。玉ねぎは縦に薄切りにする。それぞれさっとゆでて湯をきる。
2. フライパンに油を熱して1をいため、油がなじんだら減塩しょうゆと削りガツオを加えてよくいため混ぜ、器に盛る。

1人分　エネルギー 52kcal　たんぱく質 1.7g　塩分 0.2g　カリウム 156mg　リン 27mg

腎移植後　単品・副菜

腎移植後の一日献立　組み合わせ例

本書で紹介した料理を組み合わせた、腎移植後の献立例です。
透析治療中の食事として紹介した料理も活用して、バリエーションを楽しみましょう。

組み合わせ例① 昼食はしっかり味、夕食はあっさり味と変化をつけて。

夕食

- タイの甘酢漬け　P.117
- ＋
- かぼちゃといんげんの炊き合わせ　P.114
- ＋
- しらたきの真砂あえ　P.95
- ＋
- ごはん P.106　＋　黒糖ゼリー P.86

POINT!
食べごたえのある主菜に
あっさりとした副菜2品

エネルギー	たんぱく質	塩分	カリウム
635kcal	19.2g	2.0g	757mg

昼食

- 豚もやししょうが焼き　P.46
- ＋
- たたき大根　P.106
- ＋
- ごはん　P.106

POINT!
野菜もしっかりとれる
しょうが焼きが主役の献立

エネルギー	たんぱく質	塩分	カリウム
624kcal	17.2g	1.1g	457mg

朝食

- 野菜チキンサラダ　P.78
- ＋
- 大根スープ（スープ半量）　P.104
- ＋
- バターロール　P.56
- ＋
- アガロリーゼリー　P.48

POINT!
ゼリーだけ前日に作っておけば、
忙しい朝でも作りやすい簡単メニュー！

エネルギー	たんぱく質	塩分	カリウム
491kcal	12.7g	1.8g	402mg

一日合計　エネルギー 1750kcal　たんぱく質 49.1g　塩分 4.9g　カリウム 1616mg

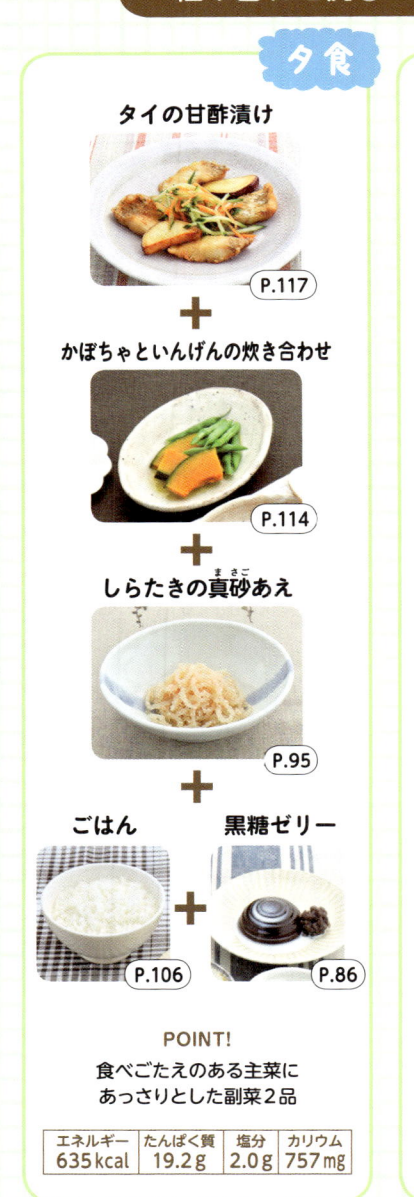

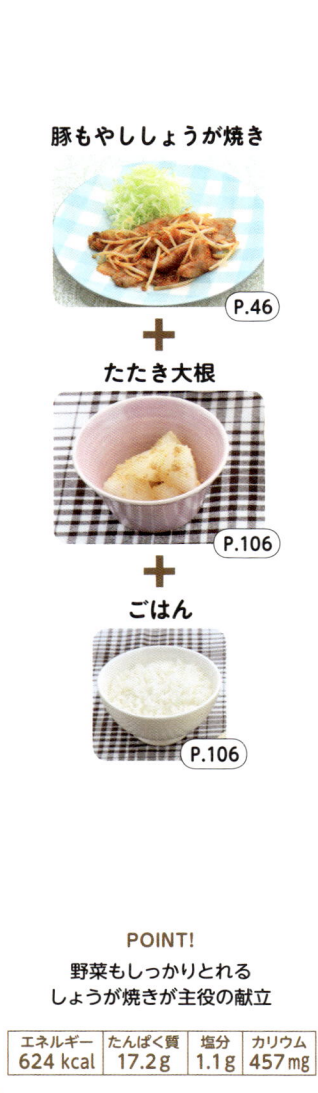

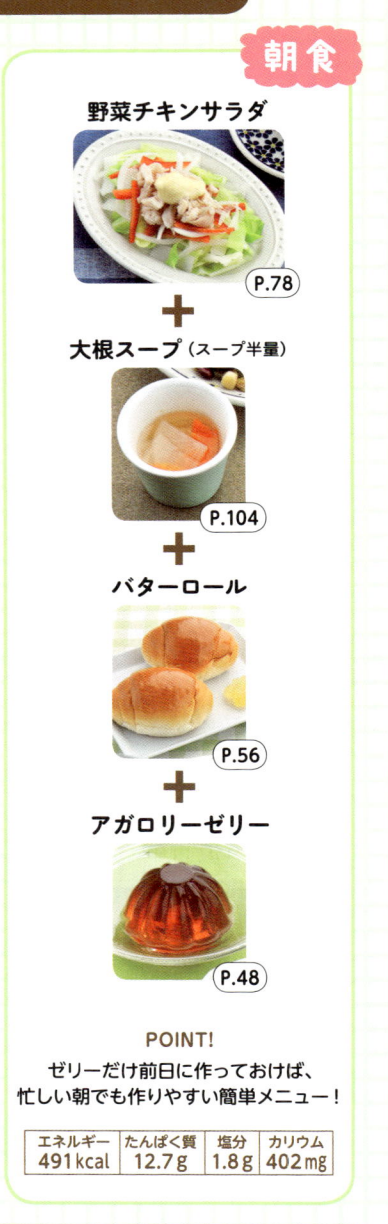

一日の目安

エネルギー	たんぱく質	塩分	カリウム
1800kcal	50g前後	6g未満	2000mg以下

組み合わせ例②　いろいろな野菜がしっかり食べられるヘルシー献立です。

夕食

ギンダラとブロッコリーのXO醤いため P.92

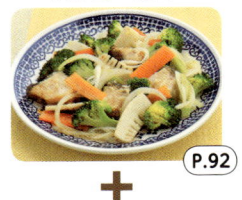

＋

切り干し大根のサラダ P.119

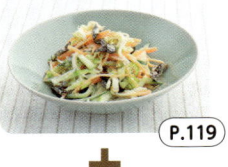

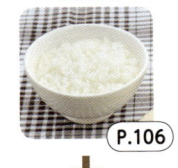

＋

ごはん P.106

＋

紅茶シャーベット P.112

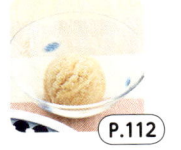

POINT!
野菜たっぷりの献立で
ビタミンと食物繊維を補給

エネルギー	たんぱく質	塩分	カリウム
717kcal	18.1g	1.2g	795mg

昼食

牛肉のハニーマスタードいため P.116

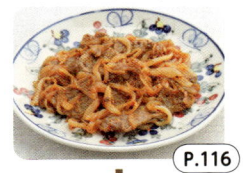

＋

温野菜サラダ P.42

＋

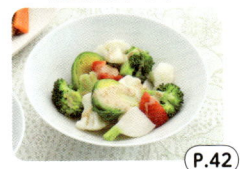

野菜スープ（スープ半量） P.84

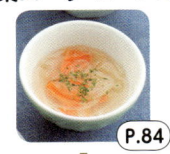

＋

バターロール P.56

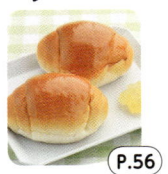

POINT!
洋風の献立ですが、
主食をごはんに変えてもOK!

エネルギー	たんぱく質	塩分	カリウム
590kcal	15.8g	2.6g	659mg

朝食

凍り豆腐と絹さやの炊き合わせ P.40

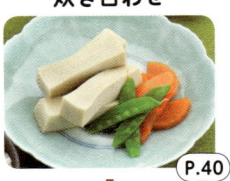

＋

ピーマンじゃこいため P.60

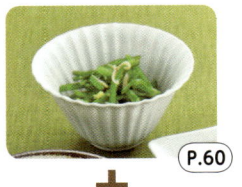

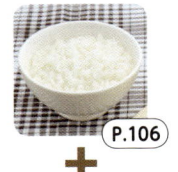

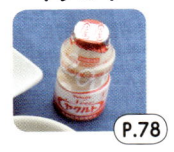

＋

ごはん P.106

＋

ヤクルト P.78

POINT!
朝食にぴったりの
さっぱりした和風献立

エネルギー	たんぱく質	塩分	カリウム
451kcal	14.5g	1.2g	269mg

一日合計

エネルギー	たんぱく質	塩分	カリウム
1758kcal	48.4g	5.0g	1723mg

組み合わせ例③　3食ともしっかり食べられます。昼食と夕食は入れかえOK。

夕食

ブリのカレー衣揚げ P.91

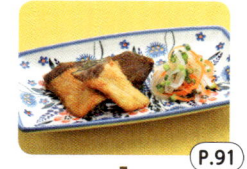

＋

ゴーヤーのおかかいため P.119

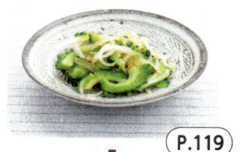

＋

さつま芋のあめ炊き P.52

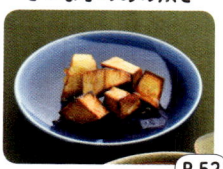

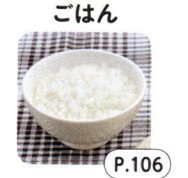

＋

ごはん P.106

POINT!
スパイシーなカレー風味や
ゴーヤーの苦味で自然に減塩

エネルギー	たんぱく質	塩分	カリウム
696kcal	20.6g	1.1g	732mg

昼食

鶏手羽先のさっぱり煮 P.93

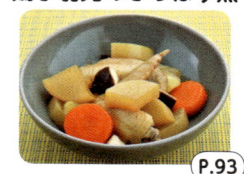

＋

揚げエリンギの甘酢あんかけ P.118

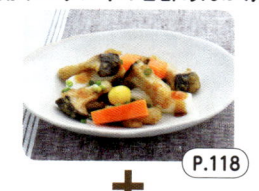

＋

白菜とわかめのみそ汁（汁半量） P.110

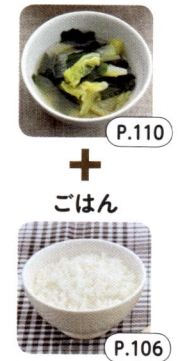

＋

ごはん P.106

POINT!
あっさりした主菜には
ボリュームのある副菜を合わせて

エネルギー	たんぱく質	塩分	カリウム
561kcal	20.4g	2.2g	949mg

朝食

ボイルウインナー P.64

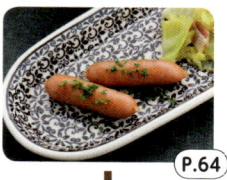

＋

カラフルダイスサラダ P.56

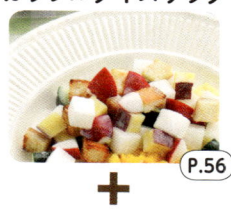

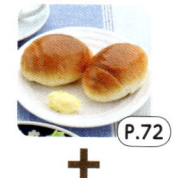

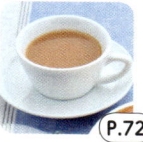

＋

バターロール P.72

＋

ティーオレ P.72

POINT!
ウインナーなど塩分の多い加工品も
適量なら食べてOK！

エネルギー	たんぱく質	塩分	カリウム
513kcal	10.1g	1.7g	315mg

一日合計　エネルギー 1770kcal　｜　たんぱく質 51.1g　｜　塩分 5.0g　｜　カリウム 1996mg

栄養成分値一覧

『日本食品標準成分表2010』（文部科学省）に基づいて算出しています。同書に記載のない食品は、それに近い食品（代用品）の数値で算出しました。1人分（1回分）あたりの成分値です。市販品は、メーカーから公表された成分値のみ合計しています。数値の合計の多少の相違は計算上の端数処理によるものです。

			掲載（ページ）	エネルギー(kcal)	たんぱく質(g)	脂質(g)	炭水化物(g)	カリウム(mg)	リン(mg)	食塩相当量(g)
透析治療中の食事	適量しっかり献立①	朝食	凍り豆腐と絹さやの炊き合わせ	40	104	8.1	5.0	6.1	77	148	0.9
			かぶのあちゃら漬け	40	27	0.2	0	6.6	112	11	0.2
			いんげんのおかかあえ	40	12	1.2	0	2.2	114	21	0
			ごはん	40	267	4.6	0.7	57.8	66	72	0
			ヨーグルト	40	104	3.6	3.0	15.4	178	101	0.1
			朝食合計		514	17.7	8.7	88.1	547	353	1.4
		昼食	牛肉と里芋の甘辛煮※	42	341	12.6	23.1	18.3	474	151	1.1
			ぜんまいのいため煮	42	61	1.9	3.7	5.5	57	21	0.4
			温野菜サラダ	42	80	2.7	0	6.2	257	47	0.4
			黒米入りごはん	42	268	4.6	0.7	57.9	66	72	0
			昼食合計		750	21.8	27.5	87.9	854	291	1.9
		夕食	シーフードのクリーム煮	44	260	14.8	14.8	23.1	539	233	2.2
			青梗菜のソテー	44	25	0.5	2.1	1.5	150	16	0.3
			サワーキャベツ	44	13	0.4	0.4	2.9	37	8	0.1
			ごはん	44	267	4.6	0.7	57.8	66	72	0
			夕食合計		565	20.3	18.0	85.3	792	329	2.6
			一日合計		1829	59.8	54.2	261.3	2193	973	5.9
			※【昼食の主菜を差しかえ】豚もやししょうが焼き	46	336	12.1	26.9	8.0	320	127	1.0
	適量しっかり献立②	朝食	いり豆腐	48	184	13.3	9.9	9.8	368	210	0.9
			玉ねぎと水菜のしょうがポン酢あえ	48	14	0.7	0	3.4	97	18	0.2
			アガロリーゼリー（コーヒー）	48	114	0	0	28.5	0	1	0
			ごはん	48	267	4.6	0.7	57.8	66	72	0
			朝食合計		579	18.6	10.6	99.5	531	301	1.1
		昼食	サケ入り焼きうどん※	50	405	17.7	8.0	62.5	343	182	2.5
			揚げなす浸し	50	121	4.0	6.3	11.3	219	57	0.4
			ゆず寒天	50	90	0.1	0	24.0	13	2	0
			昼食合計		616	21.8	14.3	97.8	575	241	2.9
		夕	鶏団子白菜なべ	52	213	12.6	9.4	19.9	476	160	1.6

			掲載（ページ）	エネルギー (kcal)	たんぱく質 (g)	脂質 (g)	炭水化物 (g)	カリウム (mg)	リン (mg)	食塩相当量 (g)
透析治療中の食事		夕食	さつま芋のあめ炊き	52	131	0.5	4.1	23.4	189	18	0
			小松菜としめじのあえ物	52	12	1.1	0	2.6	104	29	0.2
			ごはん	52	267	4.6	0.7	57.8	66	72	0
			夕食合計		623	18.8	14.2	103.7	835	279	1.8
			一日合計		1818	59.2	39.1	301.0	1941	821	5.8
			※【昼食の主菜&主食を差しかえ】豚肉のお好み焼き	54	450	19.2	16.8	53.0	529	242	2.0
	適量しっかり献立③	朝食	スクランブルエッグ	56	57	3.3	3.9	1.8	41	50	0.4
			カラフルダイスサラダ	56	117	1.0	8.7	7.8	181	25	0.4
			バターロール	56	248	5.6	4.0	45.8	67	51	0.6
			ジョア マスカット	56	50	3.9	0.1	9.1	192	119	0.1
			朝食合計		472	13.8	16.7	64.5	481	245	1.5
		昼食	サンマの竜田揚げ※	58	271	11.3	20.8	6.9	136	115	0.9
			かぶと厚揚げの煮物	58	107	6.9	5.8	5.7	336	112	1.2
			和風五色サラダ	58	58	1.2	2.6	7.4	157	30	0.2
			ごはん	58	267	4.6	0.7	57.8	66	72	0
			昼食合計		703	24.0	29.9	77.8	695	329	2.3
		夕食	焼き豚のゆずだれかけ	60	314	15.6	20.5	13.7	530	162	1.1
			チャプチェ	60	88	1.0	3.3	14.2	117	29	0.7
			ピーマンじゃこいため	60	30	1.0	2.1	2.2	87	20	0.3
			ごはん	60	267	4.6	0.7	57.8	66	72	0
			夕食合計		699	22.2	26.6	87.9	800	283	2.1
			一日合計		1874	60.0	73.2	230.2	1976	857	5.9
			※【昼食の主菜を差しかえ】天ぷら	62	224	9.3	14.0	13.7	196	117	0.7
	適量しっかり献立④	朝食	ボイルウインナー	64	97	3.2	9.0	0.8	55	25	0.5
			キャベツとベーコンのお浸し	64	28	1.2	1.4	2.7	61	19	0.4
			大根ときゅうりの酢の物	64	9	0.3	0	2.0	104	10	0.3
			ごはん	64	267	4.6	0.7	57.8	66	72	0
			一挙千菜 オレンジ&キャロット	64	80	0.5	0	19.8	77	18	0.2
			朝食合計		481	9.8	11.1	83.1	363	144	1.4
		昼食	鶏肉の野菜巻き煮※	66	213	14.6	12.3	9.5	365	158	1.0
			里芋チーズコロッケ	66	235	7.3	14.2	19.0	294	136	1.1
			4種の青菜いため	66	40	1.4	3.1	2.1	161	31	0.2
			雑穀ごはん	66	268	4.7	0.9	57.5	74	68	0
			昼食合計		756	28.0	30.5	88.1	894	393	2.3
		夕食	メカジキのソテー バルサミコソース	68	233	14.9	15.5	5.6	410	209	1.2
			イタリアンカラーサラダ	68	83	0.6	7.6	3.2	173	21	0.3

			掲載（ページ）	エネルギー (kcal)	たんぱく質 (g)	脂質 (g)	炭水化物 (g)	カリウム (mg)	リン (mg)	食塩相当量 (g)
透析治療中の食事		夕食								
			かぶのピクルス	68	11	0.2	0	2.5	84	8	0.1
			ごはん	68	267	4.6	0.7	57.8	66	72	0
			夕食合計		594	20.3	23.8	69.1	733	310	1.6
			一日合計		1831	58.1	65.4	240.3	1990	847	5.3
			※【昼食の主菜を差しかえ】厚揚げの治部煮	70	226	14.9	11.8	13.8	391	209	1.0
透析治療中の食事	リン控えめのバランス献立①	朝食	盛り合わせサラダ	72	170	6.9	14.7	3.4	192	103	0.5
			アガロリーゼリー（コーヒー）	72	114	0	0	28.5	0	1	0
			バターロール	72	270	5.6	10.5	36.2	65	52	0.8
			ティーオレ	72	29	0.3	1.5	3.5	14	10	0
			朝食合計		583	12.8	26.7	71.6	271	166	1.3
		昼食	チンジャオロースー	74	268	14.8	14.5	18.5	544	171	1.5
			ゆでなすの油淋ソース	74	23	0.8	0.1	5.0	133	18	0.2
			みょうがサラダ	74	46	0.6	4.0	1.8	109	10	0.5
			ごはん	74	267	4.6	0.7	57.8	66	72	0
			昼食合計		604	20.8	19.3	83.1	852	271	2.2
		夕食	海鮮なべ	76	115	14.6	1.1	12.0	342	186	1.8
			はるさめしぐれ	76	114	3.8	5.8	11.1	94	40	0.4
			菊花かぶ	76	15	0.2	0	3.5	84	8	0.3
			ほうじ茶ソルベ	76	124	1.3	0.2	29.0	13	10	0
			ごはん	76	267	4.6	0.7	57.8	66	72	0
			夕食合計		635	24.5	7.8	113.4	599	316	2.5
			一日合計		1822	58.1	53.8	268.1	1722	753	6.0
	リン控えめのバランス献立②	朝食	フレンチトースト	78	410	9.7	14.7	58.2	113	160	0.8
			野菜チキンサラダ	78	123	7.0	7.9	6.7	284	82	0.7
			紅茶	78	2	0.1	0	0.3	12	3	0
			ヤクルト	78	50	0.8	0.1	11.5	39	23	0
			朝食合計		585	17.6	22.7	76.7	448	268	1.5
		昼食	中華総菜盛り合わせ	80	245	11.8	12.8	19.8	222	70	1.8
			青梗菜のスープ煮	80	19	2.6	0.1	2.2	135	36	0.6
			油みそ	80	124	3.4	9.2	6.4	77	37	0.3
			ごはん	80	267	4.6	0.7	57.8	66	72	0
			昼食合計		655	22.4	22.8	86.2	500	215	2.7
		夕食	ギンダラの煮つけ	82	242	11.1	14.0	14.7	316	145	0.8
			ふろふき揚げ大根	82	122	3.2	3.5	19.3	300	66	0.5
			アスパラとコーンのソテー	82	23	1.1	1.0	3.1	107	26	0.2
			ごはん	82	267	4.6	0.7	57.8	66	72	0

			掲載（ページ）	エネルギー (kcal)	たんぱく質 (g)	脂質 (g)	炭水化物 (g)	カリウム (mg)	リン (mg)	食塩相当量 (g)
透析治療中の食事	リン控えめのバランス献立③		夕食合計		654	20.0	19.2	94.9	789	309	1.5
			一日合計		1894	60.0	64.7	257.8	1737	792	5.7
		朝食	豆と野菜のキッシュ風	84	109	5.6	6.1	7.0	183	91	0.5
			ゆでキャベツのコールスロー	84	92	1.0	7.9	4.9	83	23	0.2
			野菜スープ（スープ半量）	84	9	0.2	0	1.9	37	7	0.4
			レーズンロール	84	266	5.2	9.5	39.6	123	51	0.8
			はちみつレモネード	84	73	0	0	19.4	9	3	0
			朝食合計		549	12.0	23.5	72.8	435	175	1.9
		昼食	タチウオのバターソテー	86	335	15.0	19.1	25.4	672	181	1.4
			なすのカレーみそいため	86	67	1.3	3.6	7.8	139	29	0.3
			赤かぶ風	86	23	0.3	0.1	5.3	113	8	0.4
			ごはん	86	267	4.6	0.7	57.8	66	72	0
			黒糖ゼリー	86	88	1.1	1.6	17.4	81	21	0
			昼食合計		780	22.3	25.1	113.7	1071	311	2.1
		夕食	豚肉の柳川風	88	198	18.2	10.2	5.4	407	214	1.0
			大根のきんぴら	88	51	0.7	3.5	4.3	106	14	0.2
			白菜のゆずあえ	88	8	0.6	0	1.6	67	14	0.3
			ごはん	88	267	4.6	0.7	57.8	66	72	0
			夕食合計		524	24.1	14.4	69.1	646	314	1.5
			一日合計		1853	58.4	63.0	255.6	2152	800	5.5
	単品料理	主菜	タイの五色蒸し	90	136	15.5	6.0	4.0	368	174	0.8
			ブリのカレー衣揚げ	91	246	13.8	17.7	6.0	321	88	0.9
			ギンダラとブロッコリーのXO醬いため	92	260	12.2	18.1	11.9	525	175	1.0
			鶏手羽先のさっぱり煮	93	194	12.3	8.9	13.9	483	91	1.1
		副菜	野菜のグラタン	94	195	8.5	10.2	19.5	502	167	1.3
			五色ナムル	95	34	1.1	2.3	2.4	83	20	0.5
			しらたきの真砂あえ	95	36	1.3	2.2	3.3	22	25	0.5
			かんぴょうのなます風	96	40	1.0	1.1	7.1	93	26	0.4
			たたききゅうりとクラゲのあえ物	97	18	1.0	1.0	1.3	87	17	0.1
			じゅんさいの酢の物	97	7	0.4	0	1.1	13	3	0.5
腎移植後の食事		朝食	豆まめサラダ	104	160	7.6	9.5	10.4	265	115	0.8
			大根スープ（スープ半量）	104	6	0.1	0	1.3	51	5	0.5
			バターロール	104	270	5.6	10.5	36.2	65	52	0.8
			ジョア プレーン	104	96	5.8	1.1	15.6	288	171	0.2
			朝食合計		532	19.1	21.1	63.5	669	343	2.3

126

			料理名	掲載（ページ）	エネルギー(kcal)	たんぱく質(g)	脂質(g)	炭水化物(g)	カリウム(mg)	リン(mg)	食塩相当量(g)
腎移植後の食事	腎臓いたわり献立①	昼食	イカときのこのピリ辛マヨいため	106	239	9.8	17.6	11.5	383	180	1.3
			青梗菜のオイスターソースいため	106	38	0.8	1.1	6.1	139	18	0.6
			たたき大根	106	21	0.5	0.8	3.1	71	12	0.1
			ごはん	106	267	4.6	0.7	57.8	66	72	0
			昼食合計		565	15.7	20.2	78.5	659	282	2.0
		夕食	豚肉のちり蒸し	108	271	8.1	15.5	22.2	287	100	1.3
			五色きんぴら	108	134	1.1	6.1	19.5	158	25	0.2
			さっぱりサラダ	108	25	1.3	0.1	5.0	189	29	0.3
			ごはん	108	267	4.6	0.7	57.8	66	72	0
			わらびもち風	108	58	0.2	0	14.8	124	7	0
			夕食合計		755	15.3	22.4	119.3	824	233	1.8
			一日合計		1852	50.1	63.7	261.3	2152	858	6.1
	腎臓いたわり献立②	朝食	玉ねぎ入り和風いり卵	110	134	6.6	9.2	5.2	127	104	0.6
			にんじんしりしり	110	62	2.7	3.5	6.0	172	43	0.4
			和風サラダ	110	18	1.0	0.2	3.3	88	16	0.4
			白菜とわかめのみそ汁（汁半量）	110	13	0.9	0.4	1.7	60	16	0.7
			ごはん	110	267	4.6	0.7	57.8	66	72	0
			ジョア マスカット	110	50	3.9	0.1	9.1	192	119	0.1
			朝食合計		544	19.7	14.1	83.1	705	370	2.2
		昼食	トマトのハヤシライス	112	569	11.8	26.7	67.1	447	164	1.4
			コロコロ野菜のさっぱりマヨあえ	112	57	0.8	4.5	4.0	149	27	0.4
			紅茶シャーベット	112	75	0.1	0.9	16.8	6	2	0
			昼食合計		701	12.7	32.1	87.9	602	193	1.8
		夕食	ブリしゃぶ	114	212	10.0	7.0	24.1	365	87	1.0
			かぼちゃといんげんの炊き合わせ	114	37	1.0	0.1	7.8	185	23	0.3
			もやしの酢の物	114	21	0.9	0.5	3.3	15	13	0.2
			ごはん	114	267	4.6	0.7	57.8	66	72	0
			梅酒ゼリー	114	90	0	0	20.2	10	1	0
			夕食合計		627	16.5	8.3	113.2	641	196	1.5
			一日合計		1872	48.9	54.5	284.2	1948	759	5.5
	単品料理	主菜	牛肉のハニーマスタードいため	116	253	7.3	16.3	18.7	298	95	1.2
			タイの甘酢漬け	117	207	11.2	10.0	17.2	403	134	1.4
		副菜	揚げエリンギの甘酢あんかけ	118	87	2.6	3.8	12.4	340	72	0.4
			切り干し大根のサラダ	119	115	1.2	10.2	5.6	198	33	0.2
			ゴーヤーのおかかいため	119	52	1.7	3.3	3.9	156	27	0.2

STAFF

料理作成 ● 検見﨑聡美
カバー・表紙・大扉デザイン ● 鈴木住枝（Concent,inc.）
カバーイラスト ● 斎藤ひろこ
本文デザイン ● 川島梓（will）
DTP ● 小林真美、新井麻衣子（will）
撮影 ● 向村春樹（will）
スタイリング ● 片岡弘子（will）
イラスト ● 斎藤ひろこ、やまおかゆか
編集 ● 片岡弘子、清水理絵、赤星智子、滝沢奈美（will）
校正 ● 村井みちよ

食事療法はじめの一歩シリーズ
自分の適量を知ってきちんと食べる

透析・腎移植の安心ごはん

2016年3月30日　初版第1刷発行

著者 ■ 菅野義彦、榎本眞理、浦上理絵、武田知世
発行者 ■ 香川明夫
発行所 ■ 女子栄養大学出版部

〒170-8481　東京都豊島区駒込3-24-3
電話 ■ 03-3918-5411（営業）
　　　03-3918-5301（編集）
ホームページ ■ http://www.eiyo21.com
振替 ■ 00160-3-84647
印刷所 ■ 凸版印刷株式会社

＊乱丁本落丁本はお取り替えいたします
＊本書の内容の無断転載・複写を禁じます。また本書を代行業者等の第三者に依頼して電子複製を行うことは一切認められておりません。

ISBN978-4-7895-1879-6
©Yoshihiko Kanno, Mari Enomoto, Rie Urakami, Tomoyo Takeda 2016
Printed in Japan

著者プロフィール

■ 医療監修

菅野義彦（かんの・よしひこ）

医学博士。東京医科大学腎臓内科学分野主任教授、同大学病院栄養管理部長。日本内科学会総合内科専門医。1991年慶應義塾大学医学部卒業、同大学院医学研究科、米国留学後、埼玉社会保険病院腎センター、埼玉医科大学腎臓内科、慶應義塾大学医学部血液浄化・透析センターを経て、現職。高血圧、腎臓病、血液浄化療法を専門とする。『透析の話をする・聞く前に読む本』（文光堂）、『腎臓病の満足ごはん』（女子栄養大学出版部）著。

■ 栄養指導・献立

榎本眞理（えのもと・まり）

管理栄養士。東京医科大学病院栄養管理科科長。1990年女子栄養大学大学院卒業後、癌研究会付属病院、北青山病院、杏雲堂病院を経て2010年より現職。病院では1015床の入院患者の食事管理の総責任者として、相手の人格や価値観を尊重した実践しやすい栄養指導が好評。病院食が栄養指導の生きた教材となり、栄養管理、NSTの優れた治療媒体となるよう、一体化に取り組んでいる。東京医科大学医学部看護学科では栄養代謝学について教鞭をとる。日本病態栄養学会、日本静脈経腸栄養学会、ヨーロッパ臨床栄養代謝学会会員。『腎臓病の満足ごはん』（女子栄養大学出版部）著。

浦上理絵（うらかみ・りえ）

管理栄養士。2005年女子栄養大学卒業。東京医科大学病院栄養管理科所属。

武田知世（たけだ・ともよ）

管理栄養士。2008年女子栄養大学卒業。東京医科大学病院栄養管理科所属。